RADIOLOGIA
CASO A CASO
2020

Ricardo Andrade Fernandes de Mello, MD, PhD

Professor Adjunto de Radiologia

Universidade Federal do Espírito Santo

Vitória, Brasil

RADIOLOGIA
CASO A CASO
2020

PRIMEIRA EDIÇÃO

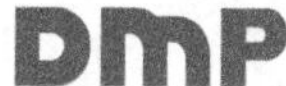

Capa por MCamara Comunicação.
Imagens da capa do acervo do autor.
Primeira edição.
Impresso nos EUA. Printed in the USA.

Dados Internacionais de Catalogação na Publicação (CIP)

```
Mello, Ricardo Andrade Fernandes de, 1975-
    Radiologia : caso a caso 2020 / Ricardo Andrade
Fernandes de Mello. -- 1. ed. -- Vitória : DMP, 2020.

    Bibliografia.
    ISBN 978-85-66986-03-7

  1. Radiologia médica I. Título.

                    CDD-616.0757
```

Índices para catálogo sistemático:
1. Radiologia e diagnóstico por imagem :
      Medicina   616.0757

Agradeço a todos os colaboradores, médicos e residentes que se envolveram na confecção deste livro, pela preciosa contribuição na seleção dos casos, definição das imagens-chave, discussão e preparação dos textos.

Aos meus queridos pais e amados filhos, Lucas e Laura.

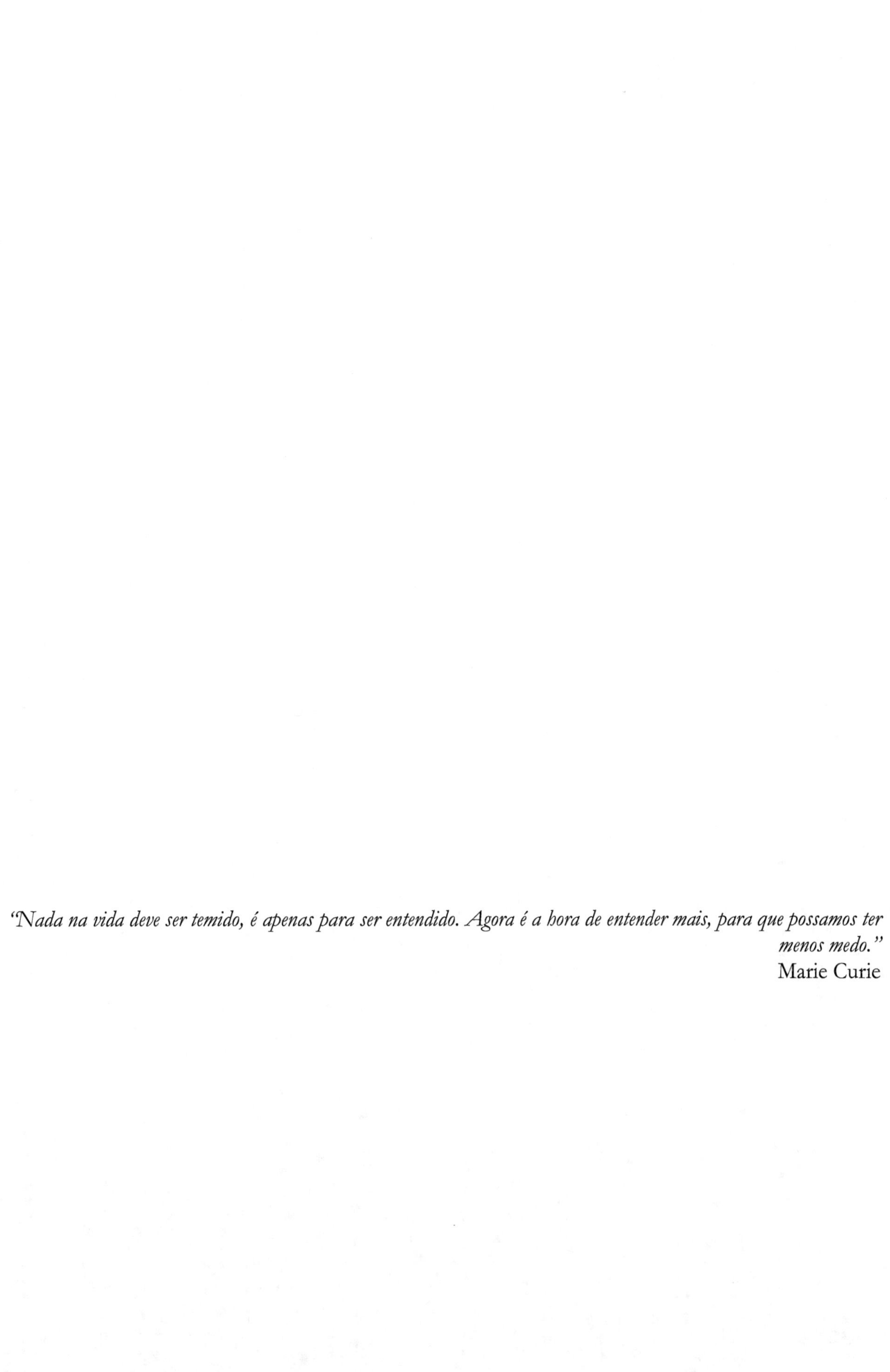

"Nada na vida deve ser temido, é apenas para ser entendido. Agora é a hora de entender mais, para que possamos ter menos medo."
Marie Curie

COLABORADORES

Ana Paula Alves Fonseca
Médica Residente em Radiologia da UFES

Eduardo de Jesus Agapito Valadares
Médico Residente em Radiologia da UFES

Fabiana Batista Corrêa
Médica Residente em Radiologia da UFES

Gabriela Cezano Contarato
Médica Residente em Radiologia da UFES

Larissa de Aguiar Martins
Médica Residente em Radiologia da UFES

Larissa Marques Santana
Médica Residente em Radiologia da UFES

Marcos Mendes Sales
Médico Residente em Radiologia da UFES

Marcos Rosa Júnior
Professor de Radiologia da UFES

Octávio Meneghelli Galvão Gonçalves
Médico Radiologista do HUCAM

Rafael Bringe Freitas
Médico Residente em Radiologia da UFES

Rodrigo de Melo Baptista
Médico Radiologista do HUCAM

Samara Riguete Zacchi
Médica Residente em Radiologia da UFES

Thomaz Costa de Almeida Zeferino
Médico Residente em Radiologia da UFES

PREFÁCIO

A ideia de criar esta coleção e escrever este livro nasceu da vontade de organizar e divulgar os melhores casos discutidos e apresentados pelos graduandos e residentes do serviço de Radiologia do Hospital Universitário, com o intuito de permitir que o conhecimento discutido localmente seja difundido para um público mais abrangente.

Chegamos agora ao terceiro volume em 2020, e assim como nos volumes anteriores, o desejo continua sendo o de que este e os futuros volumes desta coleção se tornem fonte recorrente de estudo e reciclagem, além de tornar-se um projeto que permitirá uma catalogação organizada de casos interessantes discutidos no nosso serviço. Neste terceiro volume, criamos um novo capítulo: um Teste de Revisão com 40 questões baseadas em cada um dos casos do livro, que ajudarão a reforçar o aprendizado do conteúdo apresentado.

Ricardo Mello

SUMÁRIO

1

ABDOME

Ricardo Mello

Eduardo Valadares

Marcos Sales

Octávio Galvão

Samara Zacchi

CASO 1

Paciente masculino, 37 anos, com doença mieloproliferativa aguda e sarcoma granulocítico. Em tratamento quimioterápico, apresenta neutropenia com febre, diarreia sanguinolenta e dor abdominal importante. Realizou tomografia computadorizada (TC) que evidenciou as alterações abaixo.

1. Quais os fatores de risco apresentados pelo paciente para o desenvolvimento desta doença?

2. Quais os sinais e sintomas, assim como os achados de imagem que caracterizam esse diagnóstico?

3. Existe alguma doença em especial associada a essa síndrome? Qual?

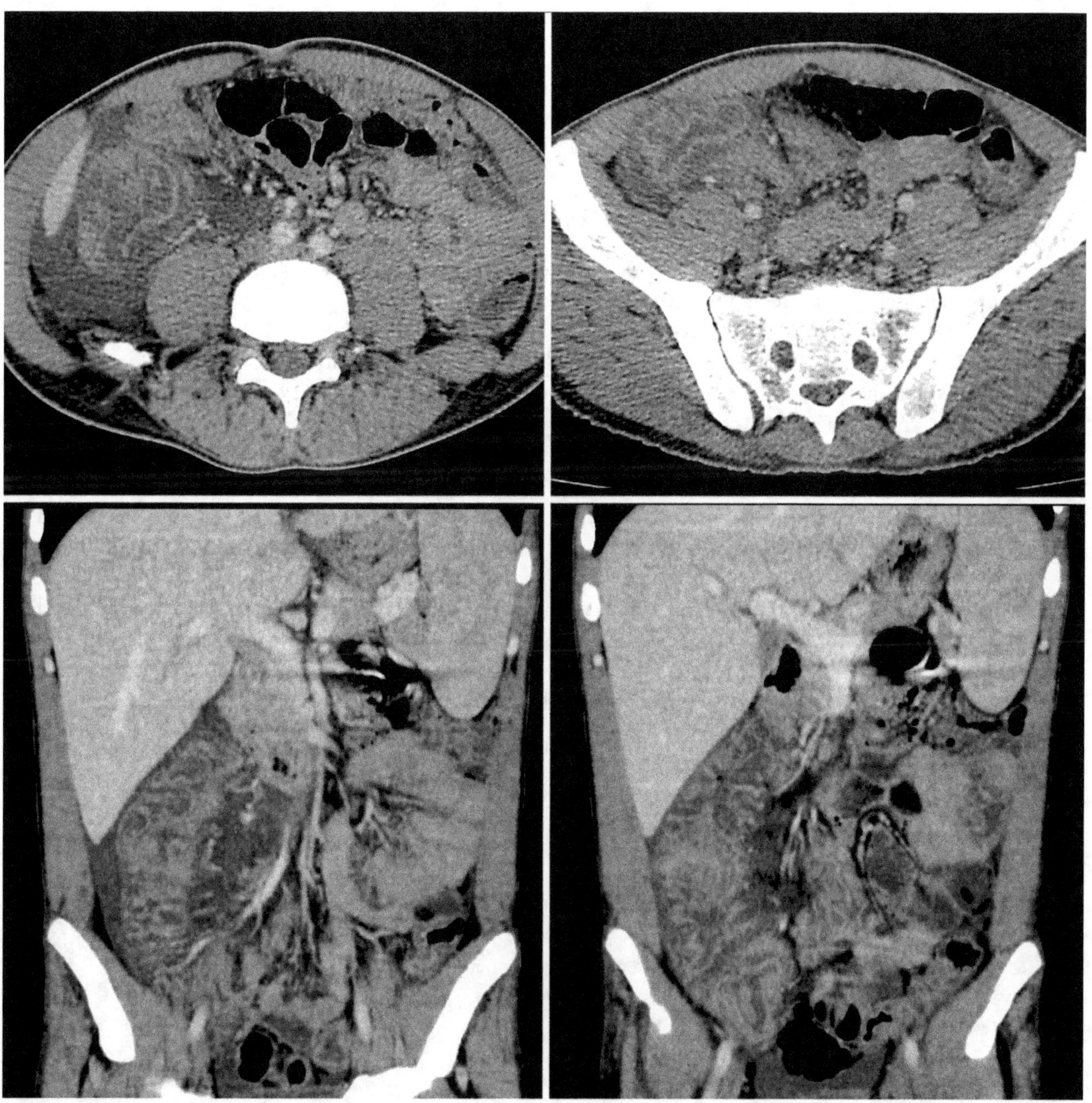

CASO 1

TIFLITE

1. Diagnóstico de doença mieloproliferativa aguda, tratamento quimioterápico e neutropenia febril.

2. Hipersensibilidade no quadrante inferior direito, com ou sem hipersensibilidade de rebote, associada a febre, diarreia (frequentemente sanguinolenta) e distensão da parede abdominal. Nos exames de imagem, espessamento concêntrico pronunciado da parede do ceco e do cólon ascendente é característico, com alterações inflamatórias pericólicas proeminentes.

3. Sim. Leucemia mieloide aguda.

COMENTÁRIOS

Também designada como colite necrosante, colite neutropênica, enteropatia necrosante, síndrome ileocecal e cecite, a tiflite é uma síndrome clínica de febre e hipersensibilidade no quadrante inferior direito em um hospedeiro imunossuprimido. Classicamente, esta síndrome é observada em pacientes neutropênicos após quimioterapia e é determinada pela infecção anaeróbica do ceco, que no contexto de neutropenia pode acometer todo o cólon. Pode ser mais comum em crianças do que em adultos e parece ser muito mais frequente entre os pacientes que apresentam leucemia mieloide aguda ou leucemia linfoide aguda do que entre aqueles com outros tipos de câncer. Pode ser encontrado também, menos comumente, em pacientes infectados pelo HIV tipo 1.

Os pacientes geralmente apresentam febre, dor abdominal, hipersensibilidade no quadrante inferior direito, distensão e diarreia (frequentemente sanguinolenta), podendo haver perfuração do cólon e sinais de peritonite e choque séptico. O diagnóstico pode ser confirmado pelo achado de espessamento da parede do ceco e do cólon ascendente na TC, ressonância magnética (RM) ou ultrassonografia (US), podendo estar associado a hemorragia e necrose com sinais inflamatórios pericólicos proeminentes. As radiografias podem revelar massa no quadrante inferior direito, porém a TC com contraste ou a RM constituem procedimentos muito mais sensíveis para o estabelecimento do diagnóstico.

O diagnóstico nem sempre é fácil em doentes imunodeprimidos, nos quais múltiplas situações podem apresentar-se com sintomas semelhantes. O diagnóstico precoce deve ser seguido de uma terapêutica médica agressiva e a maioria dos casos regride com o tratamento clínico apenas. Algumas vezes pode ser necessária cirurgia para tentar evitar a perfuração por isquemia e necrose. Repouso dietético, antibióticos de largo espectro e o uso de fatores estimuladores das colônias de granulócitos constituem a base do seu tratamento. Porém, o seu controle a médio e a longo prazo pode ser particularmente difícil, posto que ficará sempre a possibilidade de recorrência após antibioterapia e sempre que o número de neutrófilos ou mecanismos imunitários locais desçam abaixo de um determinado limiar, o que atribui a essa doença uma mortalidade de 50 a 100% dos casos.

REFERÊNCIAS
- Frick MP, Maile CW, Crass JR,et al. Computed tomography of neutropenic colitis. AJR Am J Roentgenol. 1984;143(4):763-5.
- Portugal R, Nucci M. Typhlitis (neutropenic enterocolitis) in patients with acute leukemia: a review. Expert Review of Hematology. 2017;10(2):169-74.

CASO 2

Paciente do sexo feminino, 23 anos, vítima de acidente automobilístico, deu entrada no PS com quadro de oligúria e hematúria. Fez TC com contraste que evidenciou as alterações abaixo.

1. Existe algum tipo de alteração ou algum grupo de faixa etária mais susceptível a este diagnóstico?

2. Cite alguns achados que podem indicar a presença dessa lesão na radiografia simples do abdome.

3. Como é feita a classificação de acordo com a gravidade destas lesões?

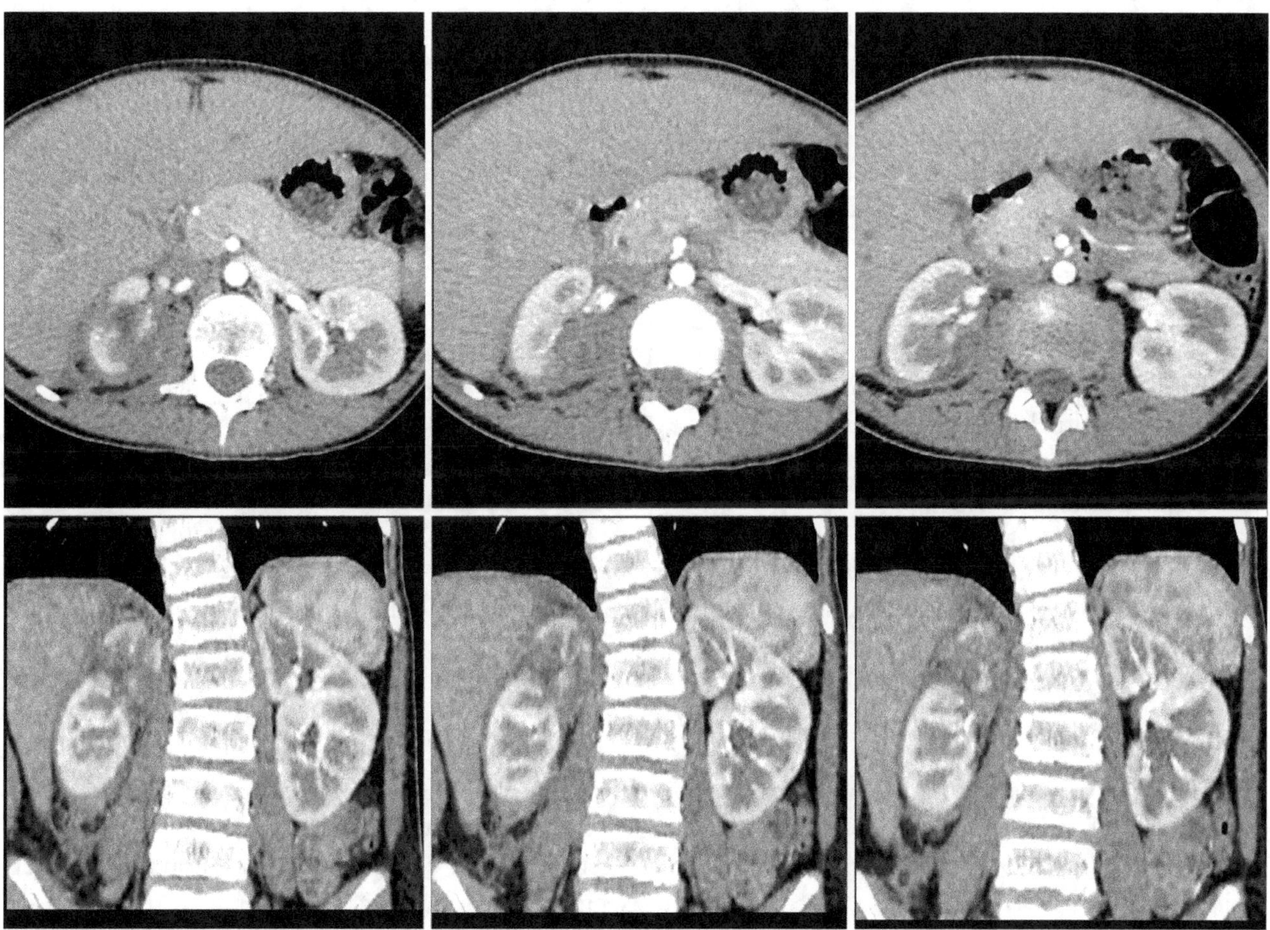

CASO 2

TRAUMA RENAL

1. Sim. Algumas anormalidades renais, como a doença renal crônica, cistos, tumores, hidronefrose, rins em ferradura e ectopia renal podem predispor a lesões mesmo em traumas mais leves. O grupo pediátrico é o mais susceptível devido ao aumento das dimensões e à hipermobilidade renal.

2. Alguns sinais acessórios nas radiografias simples de abdome ajudam a suspeitar de lesões em traumas renais, que são: escoliose da coluna toracolombar com convexidade para o lado oposto, indicando espasmo muscular; dilatação das alças do intestino delgado nas proximidades da lesão, provocada por íleo adinâmico local; e fratura de uma costela, corpo vertebral ou processo espinhoso adjacentes.

3. Classificação segundo a American Association for Surgery of Trauma:
Grau 1: Contusão renal, sem laceração; infarto segmentar; hematoma subcapsular não expansivo.
Grau 2: Laceração menor que 1 cm.
Grau 3: Laceração maior que 1 cm.
Grau 4: Laceração com extensão ao sistema coletor.
Grau 5: Extensa laceração com separação das porções; avulsão, laceração ou trombose dos vaso do hilo renal; avulsão da junção ureteropiélica.

COMENTÁRIOS

Comparando o trauma renal com o de outros órgãos abdominais, o trauma renal é relativamente raro devido à sua localização retroperitoneal, sendo protegido pelos músculos dorsais e gradis costais. Entretanto, a presença de alguma das anormalidades citadas acima pode predispor a lesões. O mecanismo habitual é uma força direta sobre a área renal.

Não existe absoluta correlação entre a presença e intensidade da hematúria e a gravidade da lesão renal, devendo ser investigada mesmo na ausência desta em traumatismos graves ou de alta energia, bem como nas lesões penetrantes. A gravidade da lesão pode variar desde uma contusão com ruptura de um cálice e extravasamento de sangue ou urina para o interior do parênquima, até uma fratura mais significativa com extravasamento subcapsular e infarto global do rim devido à dissecção do istmo com trombose ou avulsão da artéria renal, encontrados em traumas com mecanismo de desaceleração importante. Nestes casos, é indicada a realização de uma angiografia renal.

O papel principal dos métodos de imagem é caracterizar a gravidade da lesão, avaliar a anatomia e função do rim contralateral e identificar lesões associadas. Uma simples contusão geralmente manifesta-se por edema renal com focos mal definidos de baixo realce do parênquima e excreção reduzida ou retardada do meio de contraste para o sistema coletor. Infartos segmentares secundários a laceração, trombose ou dissecção de artérias segmentares aparecem como falhas de contrastação em cunha e bem delimitadas. As lesões traumáticas renais podem evoluir tardiamente com cicatriz parenquimatosa permanente, principalmente nas lesões graus 4 e 5 e o rim oposto sempre deve ser estudado em conjunto.

REFERÊNCIAS
- Park SJ, Kim JK, Kim KW, et al. MDCT findings of renal trauma. AJR Am J Roentgenol. 2006;187(2):541-7.
- Kawashima A, Sandler CM, Corl FM, et al. Imaging of renal trauma: a comprehensive review. Radiographics. 2001;21(3):557-74.

CASO 3

Paciente de 53 anos, com diagnóstico há muitos anos de hepatite pelo vírus C, internado devido a perda ponderal importante no último ano.

1. Descreva as alterações presentes no parênquima hepático.

2. Além das lesões hepáticas, alguma outra alteração relevante?

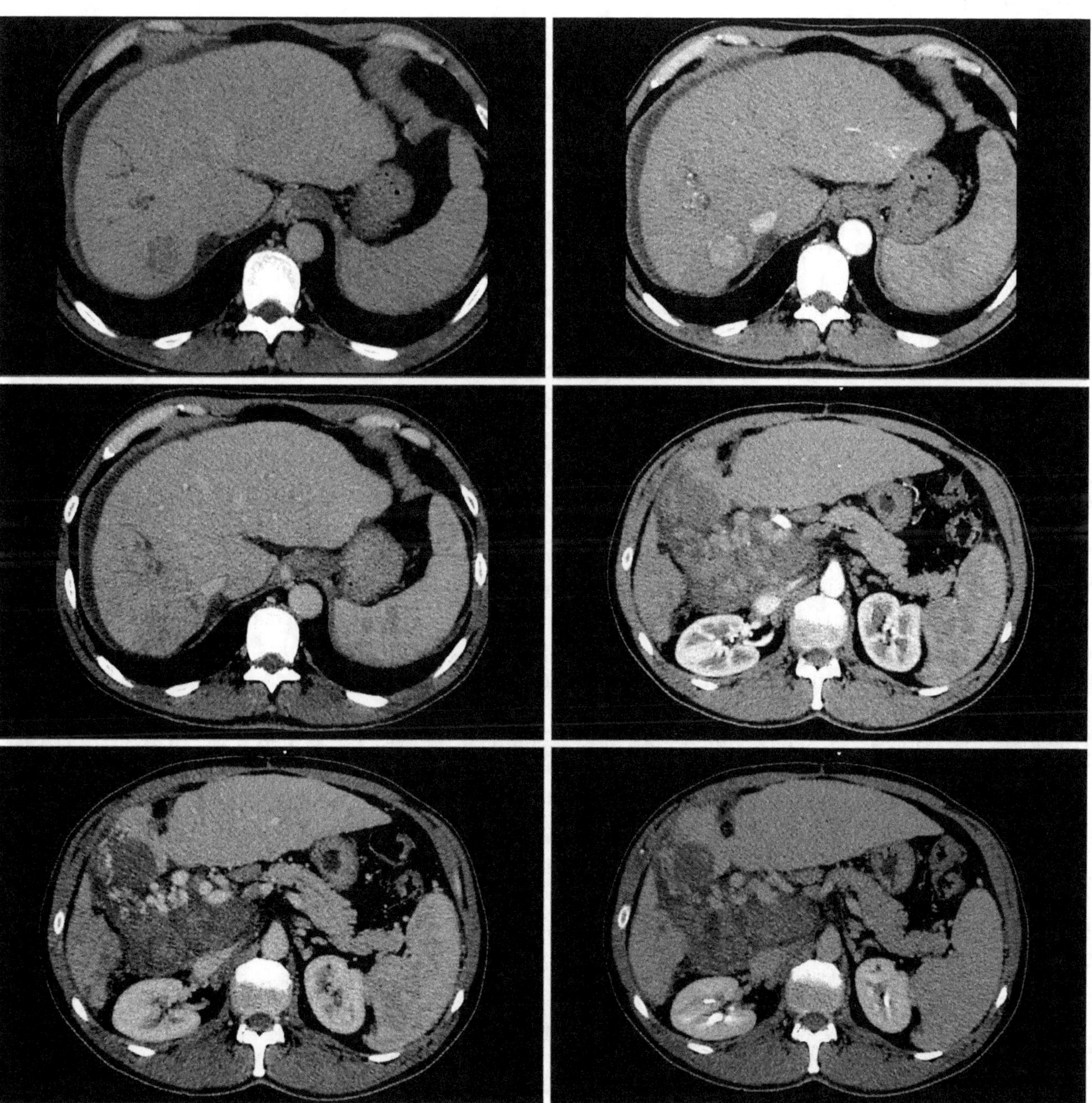

CASO 3

CARCINOMA HEPATOCELULAR

1. Sinais de hepatopatia crônica, destacando-se múltiplas lesões nodulares focais no parênquima hepático com realce intenso pelo meio de contraste na fase arterial e lavagem rápida nas fases tardias do estudo.

2. Há sinais de infiltração tumoral no ramo portal (trombose tumoral) e nas vias biliares à direita.

COMENTÁRIOS

O carcinoma hepatocelular (CHC) é a principal neoplasia maligna primária do fígado. O principal fator de risco é a hepatite viral (vírus B e C), como no caso descrito. Outros fatores de risco são abuso de álcool, hemocromatose, uso excessivo de andrógenos, deficiência de alfa-1-antitripsina e uso de anticoncepcionais orais. O pico de incidência é entre 40-70 anos, predominando no sexo masculino.

O CHC tem três formas de apresentação: lesão focal, múltiplos nódulos e doença infiltrativa. A forma mais comum é a do nódulo solitário, seguida do comprometimento multifocal. O CHC tem apresentação variada na TC sem contraste, sendo as lesões menores que 2 cm geralmente isoatenuantes ao parênquima hepático e as maiores que 2 cm com coeficiente de atenuação heterogêneo. Algumas lesões podem apresentar gordura, necrose, sangramento e depósitos de metais. A maioria apresenta realce hipervascular devido ao suprimento por ramos de artérias oriundas da artéria hepática (artérias não pareadas). Nas fases tardias, o CHC tem densidade inferior à do fígado, caracterizando a lavagem rápida. Essa rápida redução da atenuação ocorre devido à perda dos tratos portais, não permitindo a retenção do contraste, como ocorre no fígado e nas lesões regenerativas e displásicas. Uma outra característica que confere relativa especificidade no diagnóstico de CHC é a presença de pseudocápsula, hipodensa nas fases precoces e com realce nas fases tardias.

No caso que ilustramos, o paciente apresenta impregnação precoce e lavagem rápida das lesões, assim como evidência de pseudocápsula. No estudo por RM, as lesões nodulares de CHC geralmente apresentam alto sinal em T2 e sinal heterogêneo em T1, com padrão de vascularização igual ao descrito na TC. Outra característica importante é que o CHC tem propensão para invasão vascular e biliar. A invasão vascular é vista tanto em vasos venosos quanto portais. A trombose portal é definida como uma falha de enchimento, parcial ou completa, ocluindo o lúmen vascular na fase portal. Um trombo é considerado neoplásico se ele preenche um dos seguintes critérios: (a) aumento do diâmetro do vaso trombosado ou (b) realce evidente no estudo dinâmico com contraste na TC ou RM (aumento de 20UH ou mais na TC e 15% ou mais na RM). Alguns estudos mostram que a sequência de difusão (DWI) junto com o mapa de ADC poderia ajudar na diferenciação do trombo tumoral e plaquetário, sendo que o trombo tumoral demonstraria restrição verdadeira à difusão.

REFERÊNCIAS

- McEvoy SH, McCarthy CJ, Lavelle LP, et al. Hepatocellular carcinoma: illustrated guide to systematic radiologic diagnosis and staging according to guidelines of the American Association for the Study of Liver Diseases. Radiographics. 2013; 33(6):1653-68.
- Catalano OA, Choy G, Zhu A, et al. Differentiation of malignant thrombus from bland thrombus of the portal vein in patients with hepatocellular carcinoma: application of diffusion-weighted MR imaging. Radiology. 2010; 254(1):154-62.

CASO 4

Masculino, 84 anos, queixando-se de plenitude prolongada. Antecedente: acidente automobilístico há 29 anos.

1. Quais são os dois principais subtipos desta condição?

2. Como é denominada a tríade clínica dos casos agudos?

3. Cite alguns fatores predisponentes.

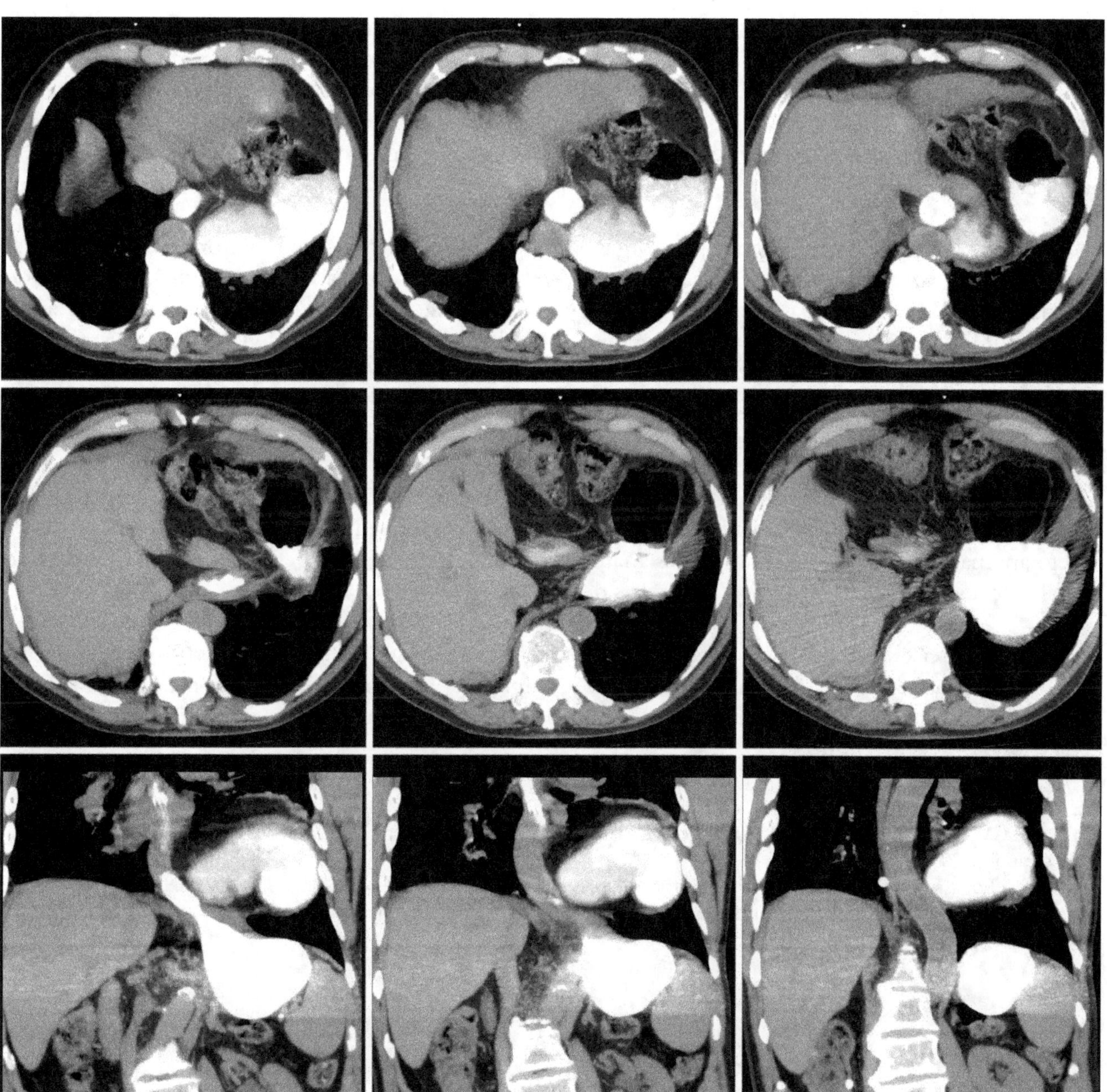

CASO 4

VOLVO GÁSTRICO

1. Organoaxial e mesenteroaxial.

2. Tríade de Borchardt: dor epigástrica súbita, vômitos intratáveis e insucesso na passagem de sonda entérica.

3. Trauma abdominal, hérnia parafesofagiana e hérnia de Bochdaleck.

COMENTÁRIOS

O volvo gástrico é uma anomalia de rotação do estômago sobre seu eixo, podendo ser agudo ou crônico. Representa uma condição infrequente, geralmente oligossintomática e com queixas inespecíficas, sendo difícil o diagnóstico clínico. Nos casos agudos, manifesta-se como abdome obstrutivo de tratamento cirúrgico, sendo que exames como radiografia, seriografia esôfago-gastro-duodenal (SEED) e TC fazem parte da propedêutica.

É classificado em dois subtipos principais, organoaxial e mesenteroaxial, mas uma forma mista pode ser encontrada. O volvo organoaxial é mais comum (cerca de 2/3 dos casos) e decorre da rotação do estômago ao redor do seu eixo longo, com a grande curvatura deslocando-se superiormente e a pequena curvatura inferiormente. Na forma completa há um giro de 180° e obstrução da via de saída gástrica. Sua ocorrência pode ser secundária a trauma abdominal, hérnia parafesofagiana e hérnia de Bochdaleck. O subtipo mesenteroaxial ocorre por rotação do estômago ao longo do seu menor eixo, com posicionamento do antro acima da junção gastroesofágica.

Com relação aos achados de imagem, a radiografia evidencia herniação de parte do estômago acima do diafragma e presença de nível líquido, enquanto a SEED pode evidenciar opacificação gástrica com trajeto anômalo. A TC mostra as alterações anatômicas já descritas, além de detectar o ponto de transição e as alterações vasculares/isquêmicas nos casos de abdome agudo.

Complicações relacionadas ao volvo gástrico são isquemia intestinal, com infarto, necrose e perfuração, além de peritonite ou mediastinite. O reparo cirúrgico é a principal conduta mesmo em casos assintomáticos, incluindo gastropexia anterior e operação à Tanner, embora haja relatos de manejo clínico em casos selecionados.

REFERÊNCIAS
- Peterson CM, Anderson JS, Hara AK, et al. Volvulus of the gastrointestinal tract: appearances at multimodality imaging. RadioGraphics. 2009;29:1281-93.
- Jacob CE, Lopasso FP, Zilberstein B, et al. Gastric volvulus – a review of 38 cases. Arq Bras Cir Dig. 2009;22(2):96-100.
- Rashid F, Thangarajah T, Mulvey D, et al. A review article on gastric volvulus: a challenge to diagnosis and management. International Journal of Surgery. 2010;8:18-24.

CASO 5

Paciente do sexo feminino, 5 anos, com antecedente de extrofia de bexiga, ânus imperfurado e ausência do intestino grosso. História patológica pregressa: cirurgia corretiva da extrofia e confecção de ostomia aos 2 anos. Persiste com incontinência urinária, em avaliação pré-operatória.

1. Qual é o exame demonstrado?

2. Cite os principais achados de imagem.

3. Existe refluxo vesicoureteral? Se sim, qual é o grau?

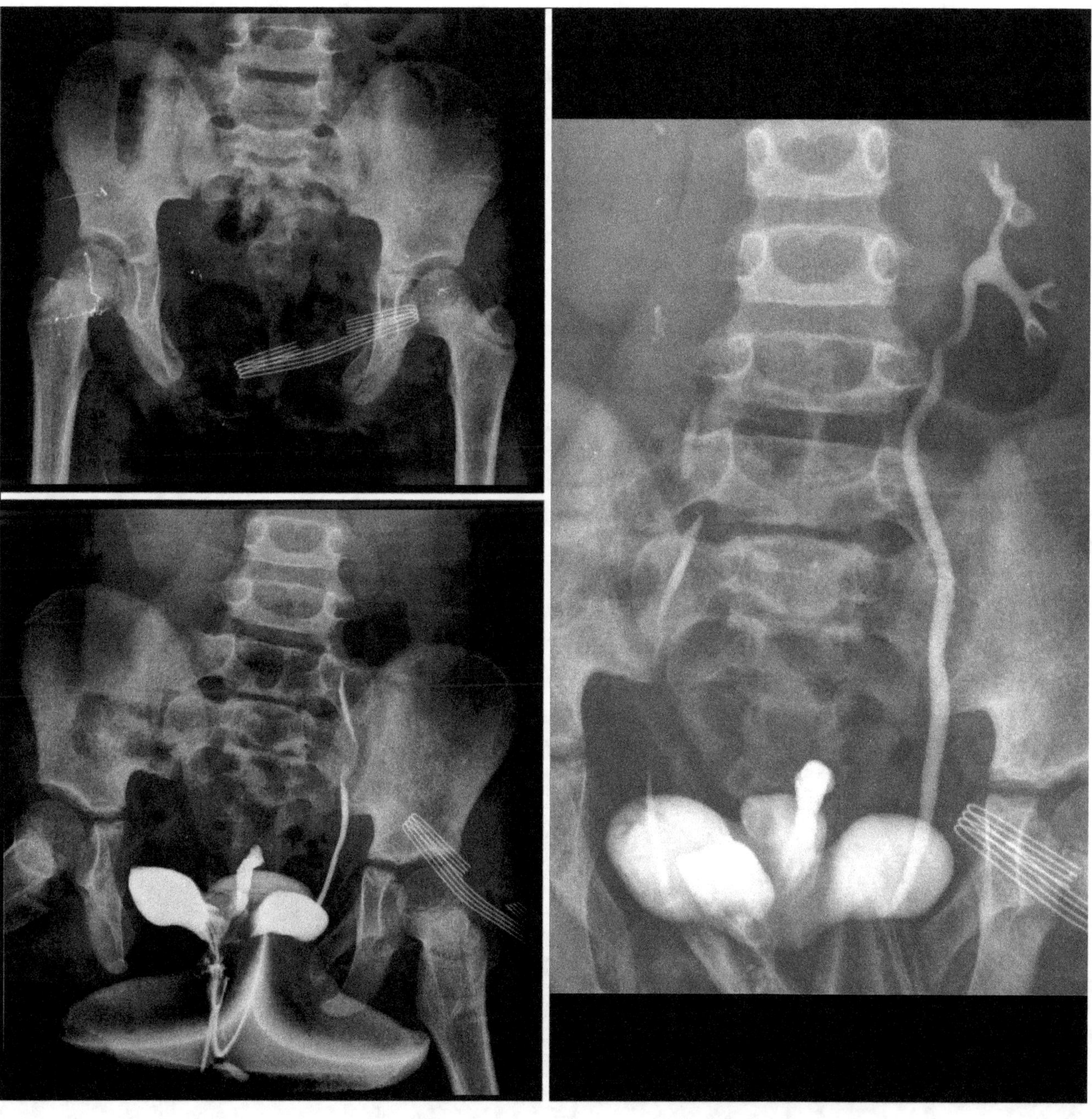

CASO 5

EXTROFIA DE CLOACA

1. Uretrocistografia miccional (UCM).

2. Diástase da sínfise púbica, presença de 2 bexigas separadas na linha média, persistência do úraco, refluxo vesicoureteral (RVU) bilateral e perda urinária espontânea.

3. Sim. RVU grau I à direita e grau II à esquerda.

COMENTÁRIOS

Extrofia de cloaca é uma anomalia congênita rara (1:200.000 a 1:400.000 nascidos vivos), decorrente de falhas evolutivas na membrana cloacal por volta da 7ª semana embrionária, que se rompe e sofre eversão da mucosa através de defeito na parede abdominal anterior.

Caracteriza-se por imperfuração anal, onfalocele, extrofia da bexiga e de parte do intestino, prolapso ileal, diástase da sínfise púbica e falo bífido. Pode haver agenesia do cólon, malformações renais e ureterais, duplicação uterina, ausência de vagina, criptorquidia e epispádia. Como o túnel ureterovesical é curto, RVU é um achado esperado em quase 100% dos casos.

O diagnóstico pode ser sugerido na US antenatal pela detecção de defeito da parede abdominal ventral com abertura da bexiga e o intestino, onfalocele e inserção baixa do cordão umbilical. US de rins e vias urinárias é recomendado no controle pós-cirúrgico do fechamento vesical, para avaliar hidronefrose e medir volume residual pós-miccional. A UCM permite quantificar o RVU e a capacidade vesical, sendo indicada na avaliação pré e pós-operatória da incontinência urinária.

A correção cirúrgica dos defeitos pode ser feita em tempo único ou em 2-3 estágios, a depender da extensão.

REFERÊNCIAS
- Peterson CM, Anderson JS, Hara AK, et al. Volvulus of the gastrointestinal tract: appearances at multimodality imaging. RadioGraphics. 2009;29:1281-93.
- Jacob CE, Lopasso FP, Zilberstein B, et al. Gastric volvulus – a review of 38 cases. Arq Bras Cir Dig. 2009;22(2):96-100.
- Rashid F, Thangarajah T, Mulvey D, et al. A review article on gastric volvulus: a challenge to diagnosis and management. International Journal of Surgery. 2010;8:18-24.

CASO 6

Paciente do sexo masculino, 33 anos de idade, chega ao pronto-socorro com quadro de dor abdominal localizada na região da fossa ilíaca esquerda. Nega cirurgias prévias ou comorbidades.

1. Descreva as alterações presentes nas imagens.

2. Qual o segmento mais comumente afetado por esta condição?

3. Cite três diagnósticos diferenciais clínico-radiológicos importantes desta doença.

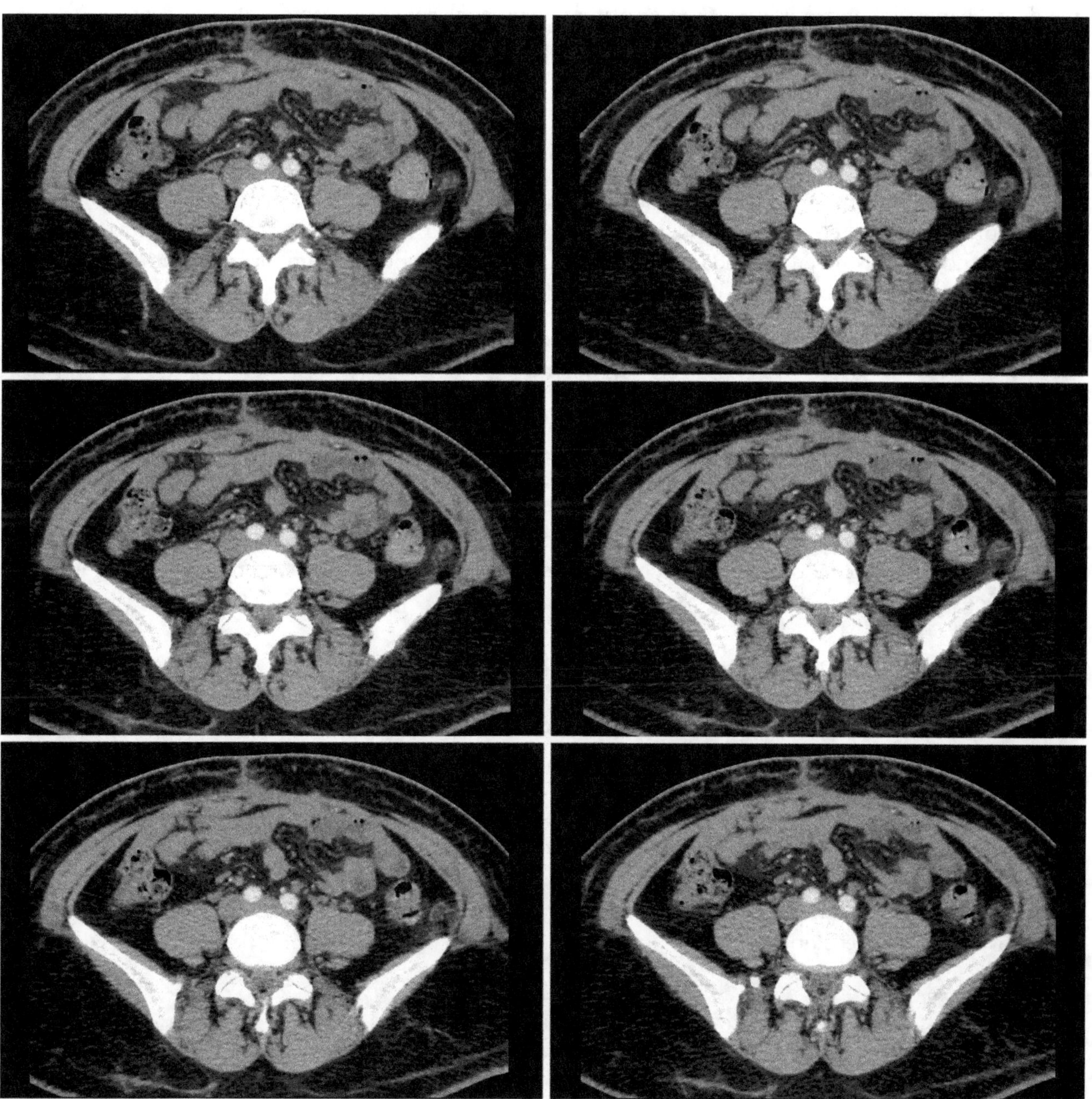

CASO 6

APENDAGITE EPIPLOICA

1. Imagem ovalada com densidade de gordura e fino halo periférico hiperatenuante, associada a densificação dos planos gordurosos adjacentes, localizada na face anti-mesentérica do segmento distal do cólon descendente, compatível com apendagite epiploica.

2. Ocorre mais comumente no cólon sigmoide.

3. Os principais diagnósticos diferenciais da apendagite epiploica são diverticulite, infarto omental, apendicite, paniculite mesentérica e tumores primários ou metastáticos do omento.

COMENTÁRIOS

Os apêndices epiploicos são projeções da superfície externa do cólon repletas de gordura, recobertas de serosa, que se projetam para a cavidade peritoneal. Aproximadamente 50 a 100 apêndices epiploicos estão presentes ao longo do cólon. Tipicamente, só são visíveis à TC quando estão inflamados ou circundados por líquido. A maioria dos apêndices encontram-se no ceco e no cólon sigmoide, não estando presentes no reto. Geralmente medem entre 0,5 e 5 cm no maior eixo, sendo de maiores dimensões no cólon esquerdo. Cada apêndice epiploico é nutrido por um ou dois ramos arteriais e drenado por uma veia que passa ao longo do seu pedículo.

A apendagite epiploica pode ser primária ou secundária, sendo a forma primária relacionada a um evento isquêmico consequente a uma torção ou trombose espontânea da veia de drenagem, e a forma secundária como consequência de outros processos inflamatórios, como diverticulite, apendicite, pancreatite ou colecistite. A apendagite primária ocorre geralmente entre a 4ª e 5ª décadas de vida, principalmente em homens. A forma aguda tem quadro clínico caracterizado por dor no quadrante inferior esquerdo do abdome, semelhante à diverticulite, contudo sem mudança no hábito intestinal, febre, vômito ou leucocitose. Quando presente no lado direito, pode ser confundida com apendicite ou mesmo diverticulite. Normalmente o quadro clínico tem resolução espontânea em 5 a 10 dias, porém os achados tomográficos podem permanecer por alguns meses.

A TC é o principal método de estudo por imagem e a apendagite epiplóica aparece como uma lesão ovalada menor que 5 cm de diâmetro com atenuação de gordura e halo periférico hiperatenuante que localiza-se anteriormente à parede do cólon, associado a densificação da gordura peritoneal adjacente. O cólon raramente pode apresentar discreto espessamento de sua parede. Uma pequena área central puntiforme hiperatenuante (*central dot sign*) ou longitudinal linear hiperatenuante pode ser vista, correspondendo à veia trombosada. Os segmentos cólicos mais comumente afetados por ordem de frequência são: o cólon sigmoide, o cólon descendente e o hemicólon direito. Pacientes com quadro clínico de abdome agudo e densificação da gordura peritoneal à TC têm como diagnósticos diferenciais: diverticulite, infarto omental, apendicite e, menos comumente, a paniculite mesentérica e os tumores primários ou metastáticos do omento.

REFERÊNCIAS
- Singh AK, Gervais DA, Hahn PF, et al. CT appearance of acute appendagitis. AJR Am J Roentgenol. 2004;183(5):1303-7.
- Singh AK, Gervais DA, Hahn PF, et al. Acute epiploic appendagitis and its mimics. Radiographics. 2005;25(6):1521-34.
- Almeida AT, Melão L, Viamonte B, et al. Epiploic appendagitis: an entity frequently unknow to clinicians--diagnostic imaging, pitfalls, and look-alikes. AJR Am J Roentgenol. 2009;193(5):1243-51.

CASO 7

Paciente de 24 anos, sem sintomas, evoluindo há 5 meses com icterícia e aumento das enzimas hepáticas canaliculares (fosfatase alcalina e gama GT).

1. Qual o método de exame apresentado nas últimas imagens?

2. Descreva as principais alterações presentes nas imagens.

3. Cite as principais associações relacionadas a esta doença.

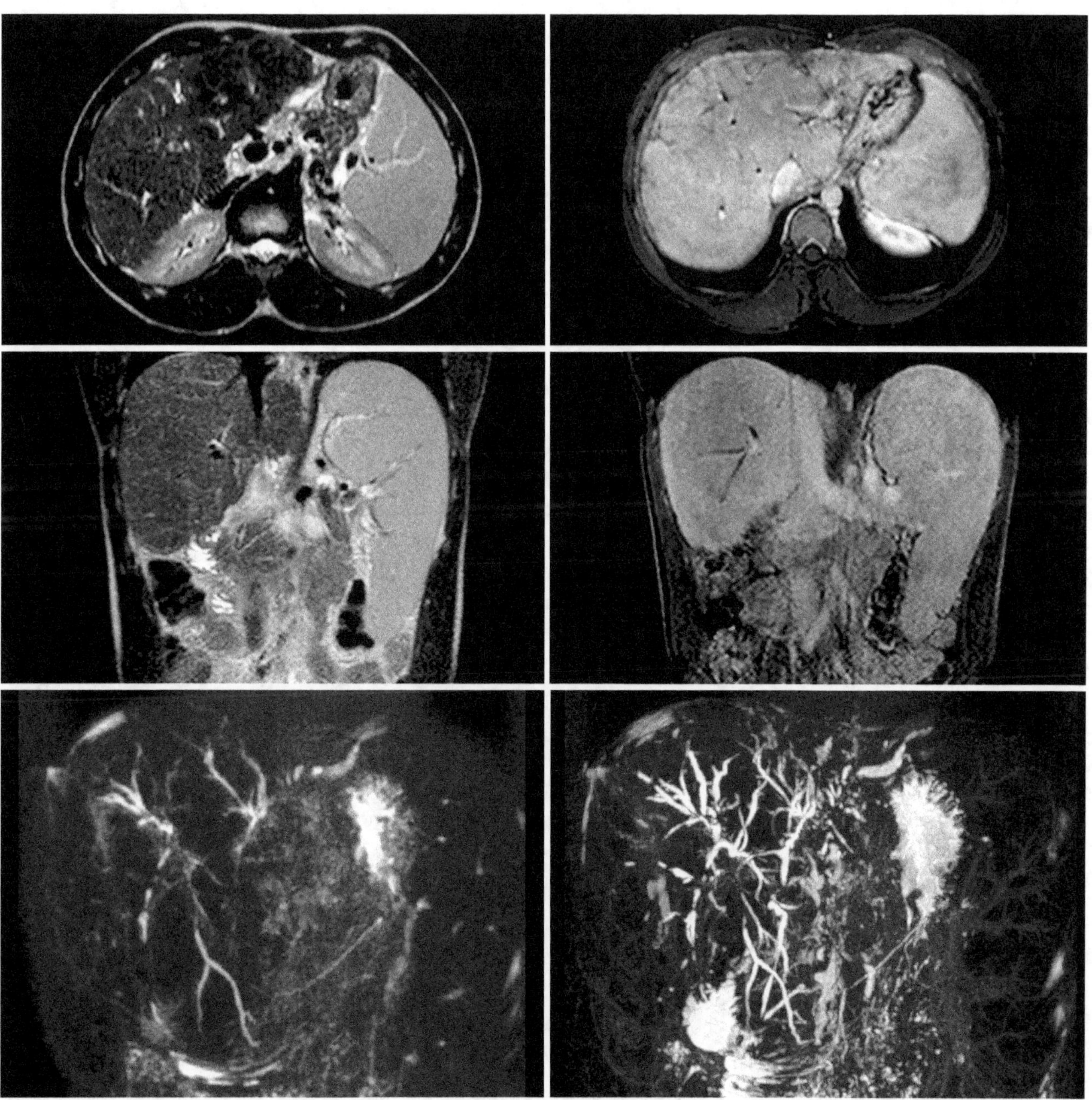

CASO 7

COLANGITE ESCLEROSANTE PRIMÁRIA

1. Colangiorresonância (colangio-RM).

2. Alteração do calibre das vias biliares intra e extra-hepáticas representada por múltiplas estenoses intercaladas por pequenas dilatações focais, inferindo colangite esclerosante primária (CEP). Destacam-se também os achados do fígado de contornos serrilhados, com sinal difusamente heterogêneo e impregnação irregular pelo meio de contraste paramagnético, bem como redução do volume do lobo hepático direito e esquerdo, com hipertrofia do lobo caudado (hepatopatia crônica).

3. A CEP está frequentemente associada com outras doenças autoimunes, tais como doença inflamatória intestinal, espondilite anquilosante, hepatite autoimune, síndrome de Sjogren, fibrose retroperitoneal, tireoidite de Riedel, dentre outros.

COMENTÁRIOS

A CEP é uma doença colestática crônica idiopática, caracterizada por uma inflamação e fibrose progressiva das vias biliares e do fígado, levando a estenoses e dilatações das vias biliares. A maior parte dos casos ocorre em homens, com início dos sintomas aos 40 anos. Apresenta forte associação com doenças inflamatórias intestinais, presentes em cerca de 60 a 80% dos pacientes, sendo a retocolite ulcerativa responsável por 87% dos casos.

O diagnóstico da CEP é feito por meio dos achados característicos ao estudo colangiográfico, sendo a colangio-RM o exame de escolha, associado à exclusão de causas secundárias. A colangiografia apresenta maior sensibilidade na avaliação dos ductos biliares intra-hepáticos periféricos, porém é um exame invasivo e faz uso de radiação ionizante. O fígado demonstra alterações morfológicas de hepatopatia, com hipertrofia central e alterações nos contornos. As alterações presentes na colangio-RM são semelhantes às da colangiografia: estenoses das vias biliares intra-hepáticas, anelares e curtas nas fases iniciais, distribuídas aleatoriamente, que se alternam com segmentos normais ou pouco dilatados (aspecto de "colar de contas"). Com a progressão da doença, as estenoses se tornam mais longas e os ductos biliares periféricos deixam de ser visualizados (aspecto de "árvore podada"). Posteriormente desenvolvem-se estenoses centrais. Um sinal característico da CEP na colangio-RM é a pequena dilatação de ductos biliares periféricos que não se conecta com ductos centrais. Os estudos seccionais (TC e RM) apresentam como vantagem a capacidade de visualização da parede dos ductos biliares.

O tratamento da CEP é paliativo, uma vez que a única opção curativa é o transplante de fígado. Os pacientes apresentam risco aumentado de desenvolver colangiocarcinomas, que podem ocorrer em 10 a 15% dos casos. Os achados sugestivos de colangiocarcinoma nos pacientes com CEP são dilatação ductal progressiva em estudos de imagem de seguimento, dilatação ductal importante, lesão polipoide intraductal e espessamento mural, além de lesões do tipo massa sugestivas de colangiocarcinoma, achado pouco frequente nas fases iniciais.

REFERÊNCIAS
- Seo N, Kim SY, Lee SS, et al. Sclerosing cholangitis: clinicopathologic features, imaging spectrum, and systemic approach to differential diagnosis. Korean Journal of Radiology. 2016;17(1):25-38.
- Bader TR, Beavers KL, Semelka RC, et al. MR Imaging features of primary sclerosing cholangitis: patterns of cirrhosis in relationship to clinical severity of disease. Radiology. 2003;226(3):675-85.

CASO 8

Paciente do sexo masculino, 78 anos, em investigação ambulatorial de esplenomegalia e anemia crônica, sem queixa de dor abdominal.

1. Descreva o principal achado apresentado.

2. Qual é o critério diagnóstico?

3. Cite algumas possíveis complicações.

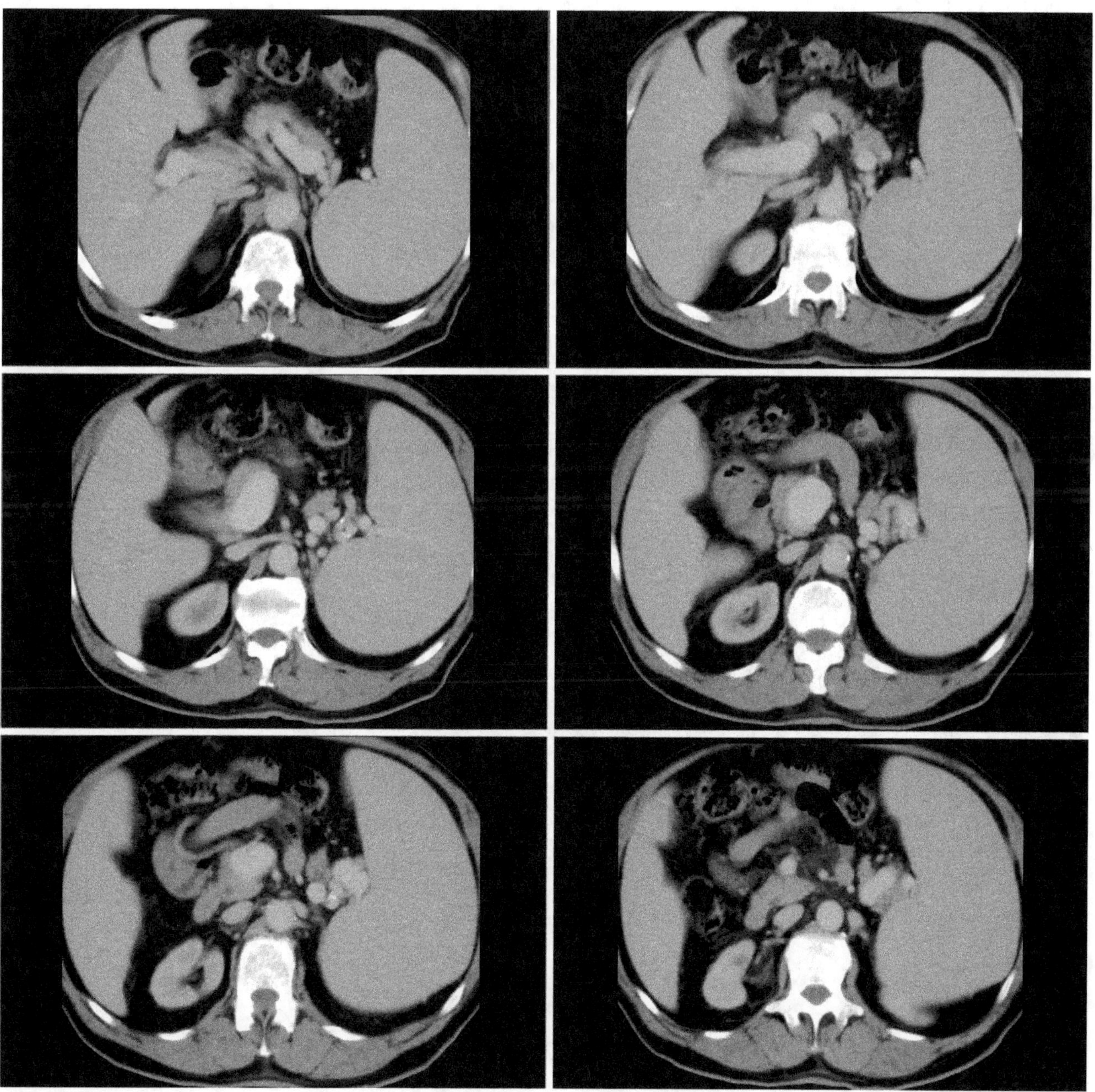

CASO 8

ANEURISMA VENOSO ESPLENOMESENTÉRICO

1. Aneurisma fusiforme no sistema esplenomesentérico, sem trombos internos. Outros achados: esplenomegalia homogênea, sem sinais de hepatopatia crônica.

2. Dilatação venosa segmentar com calibre duas a três vezes maior que o diâmetro normal.

3. Trombose e embolia, hipertensão portal, ruptura, compressão duodenal ou do ducto biliar comum.

COMENTÁRIOS

Aneurisma venoso é definido como dilatação persistente isolada do calibre vascular, duas a três vezes maior que o diâmetro normal. São malformações atípicas e podem ocorrer nos membros superiores e inferiores, vasos intra e extracranianos, região cervical, veia cava superior, sistema porta e veias ilíacas.

Aneurismas do sistema porta são extremamente raros, representando cerca de 3% dos aneurismas do sistema venoso e podem ter aspecto sacular, fusiforme ou diverticular. São considerados aneurismas verdadeiros e as localizações mais comum são a confluência venosa esplenomesentérica, veia porta e ramos portais intra-hepáticos na região das bifurcações. Sua etiologia é incerta, embora muitos casos estejam relacionados à hipertensão portal, pancreatite necrotizante, trauma abdominal e cirrose hepática. O diagnóstico pode ser feito por meio de US com Doppler, TC ou RM, preferencialmente com contraste.

A maioria dos aneurismas é assintomático, sendo considerado achado incidental de exame, enquanto alguns podem manifestar-se por dor recorrente no quadrante superior direito do abdome. Complicações descritas incluem ruptura, trombose e compressão de estruturas adjacentes. Quando não complicados, o tratamento tem mudado de uma conduta eminentemente cirúrgica, para o acompanhamento com estudos de imagem seriados.

REFERÊNCIAS

- Wolosker N, Zerati AE, Nishinari K, et al. Aneurysm of superior mesenteric vein: case report with 5-year follow-up and review of the literature. J Vasc Surg. 2004;39:459-61.
- Torres G, Hines GL, Monteleone F, et al. Splenic vein aneurysm: Is it a surgical indication? J Vasc Surg. 1999;29:719-21.
- Lorenzato MM, Granzotto E, Barros ADB, et al. Venous aneurysm at the splenomesenteric confluence at the level of portal vein emergence: a case report. Radiol Bras. 2009;42(3):199-201.

CASO 9

Paciente do sexo feminino, 43 anos, com história de gestação molar e curetagem. Apresenta sangramento vaginal com sinais de descompensação hemodinâmica cerca de 60 dias após o procedimento. β-HCG atual: 15.000 mlU/ml. US endovaginal evidenciou perda da interface endométrio/miométrio e imagem hiperecogênica no miométrio.

1. Em quais dados baseia-se o diagnóstico inicial?

2. Quais os fatores predisponentes?

3. Quais os locais mais frequentes de metástases?

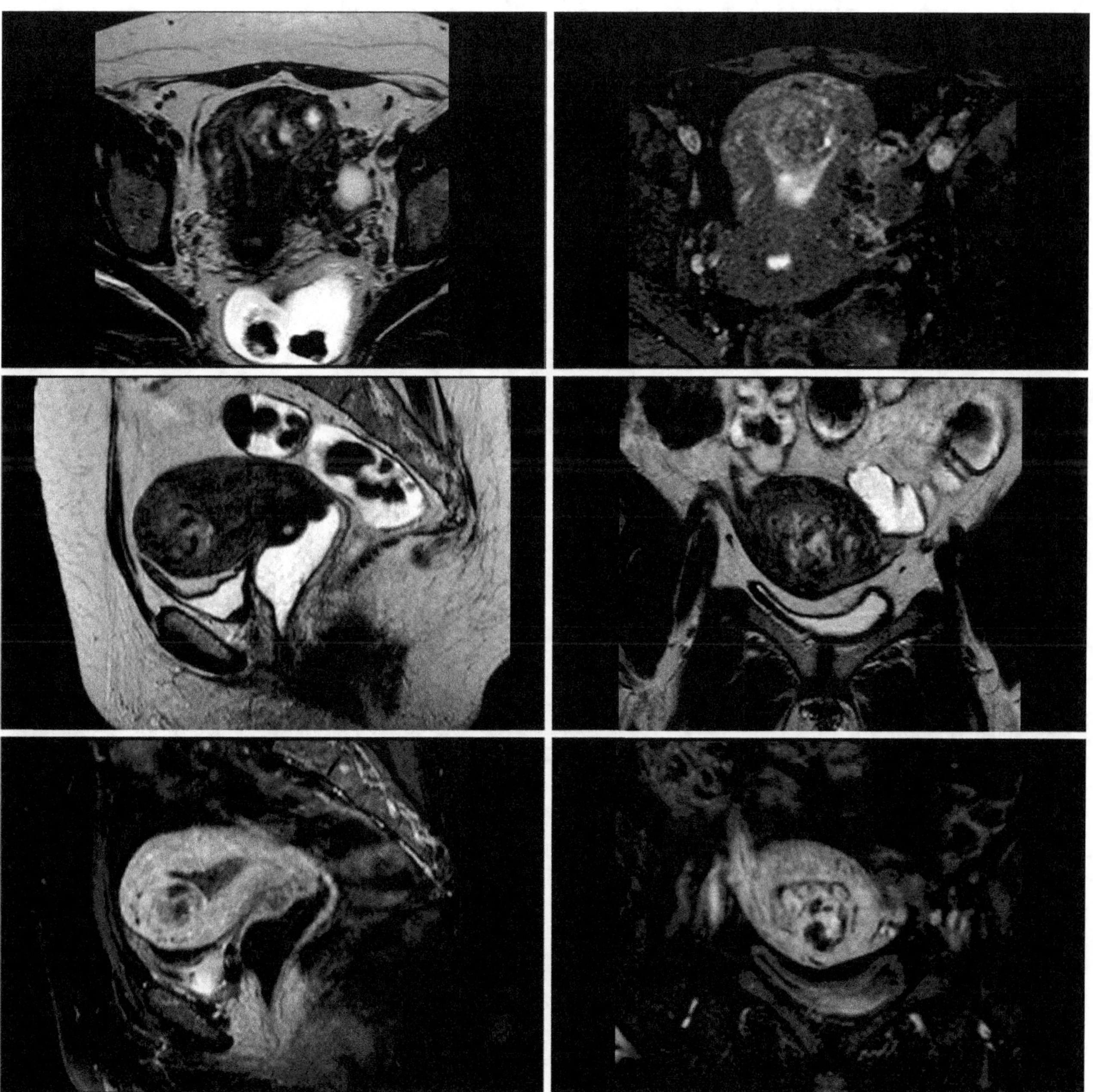

CASO 9

DOENÇA TROFOBLÁSTICA GESTACIONAL - CORIOCARCINOMA

1. Dados clínicos, β-HCG sérico e US pélvica.

2. Mola hidatiforme completa (50%), gestação normal (25%), aborto espontâneo ou gravidez tubária (25%).

3. Pulmão (80%), vagina (30%), pelve (20%), fígado e cérebro (10%).

COMENTÁRIOS

O coriocarcinoma é um tumor altamente vascularizado, formado de células trofoblásticas, sem proliferação vilosa, que ocorre tipicamente em mulheres durante a idade fértil, sobretudo no primeiro ano após uma gestação, cuja via de metástase usual é hematogênica.

Independentemente do método de imagem, aparece como massa sólida e invasiva que aumenta o volume uterino, com aspecto heterogêneo pelas áreas de hemorragia e necrose, além de formações císticas e espaços vasculares dilatados.

Na US apresenta-se como massas focais centradas no miométrio, sem planos de clivagem com o mesmo, de ecogenicidade variável e ecotextura heterogênea. Na TC, além do útero de dimensões aumentadas com formações nodulares hipoatenuantes, pode haver aumento ovariano bilateral pela presença de múltiplos cistos teca-luteínicos. A RM caracteriza bem os achados regionais, destacando-se o marcado realce arterial pelo contraste e a presença de "*flow voids*" proeminentes e tortuosos no tumor e no miométrio, sendo útil para avaliar o grau de invasão miometrial e o acometimento extra-uterino.

Na vigência de metástases, a TC de tórax habitualmente evidencia múltiplos nódulos arredondados e com densidade de partes moles, enquanto a RM de crânio mostra lesões na transição córtico-subcortical, com hemorragia e edema perilesional. O acometimento hepático tende a ocorrer tardiamente no curso da doença, como lesões hipervasculares, que estão relacionadas a prognóstico ruim.

REFERÊNCIAS

- Dhanda S, Ramani S, Thakur M. Gestational trophoblastic disease: a multimodality imaging approach with impact on diagnosis and management. Radiol Res Pract. 2014;2014:842751.
- Green CL, Angtuaco TL, Shah HR, et al. Gestational trophoblastic disease: a spectrum of radiologic diagnosis. Radiographics. 1996;16:1371-84.
- Shaaban AM, Rezvani M, Haroun RR, et al. Gestational trophoblastic disease: clinical and imaging features. Radiographics. 2017;37(2):681-700.

CASO 10

Paciente do sexo masculino, 73 anos, com diagnóstico prévio de colelitíase, procurou o serviço de urgência com quadro de distensão abdominal e dor no mesogástrio do tipo cólica, associada a náuseas e vômitos há 3 dias, sem febre.

1. Quais as principais achados de imagem?

2. Existe algum fator de risco para ocorrência dessa condição? Quais são?

3. Qual o tratamento indicado?

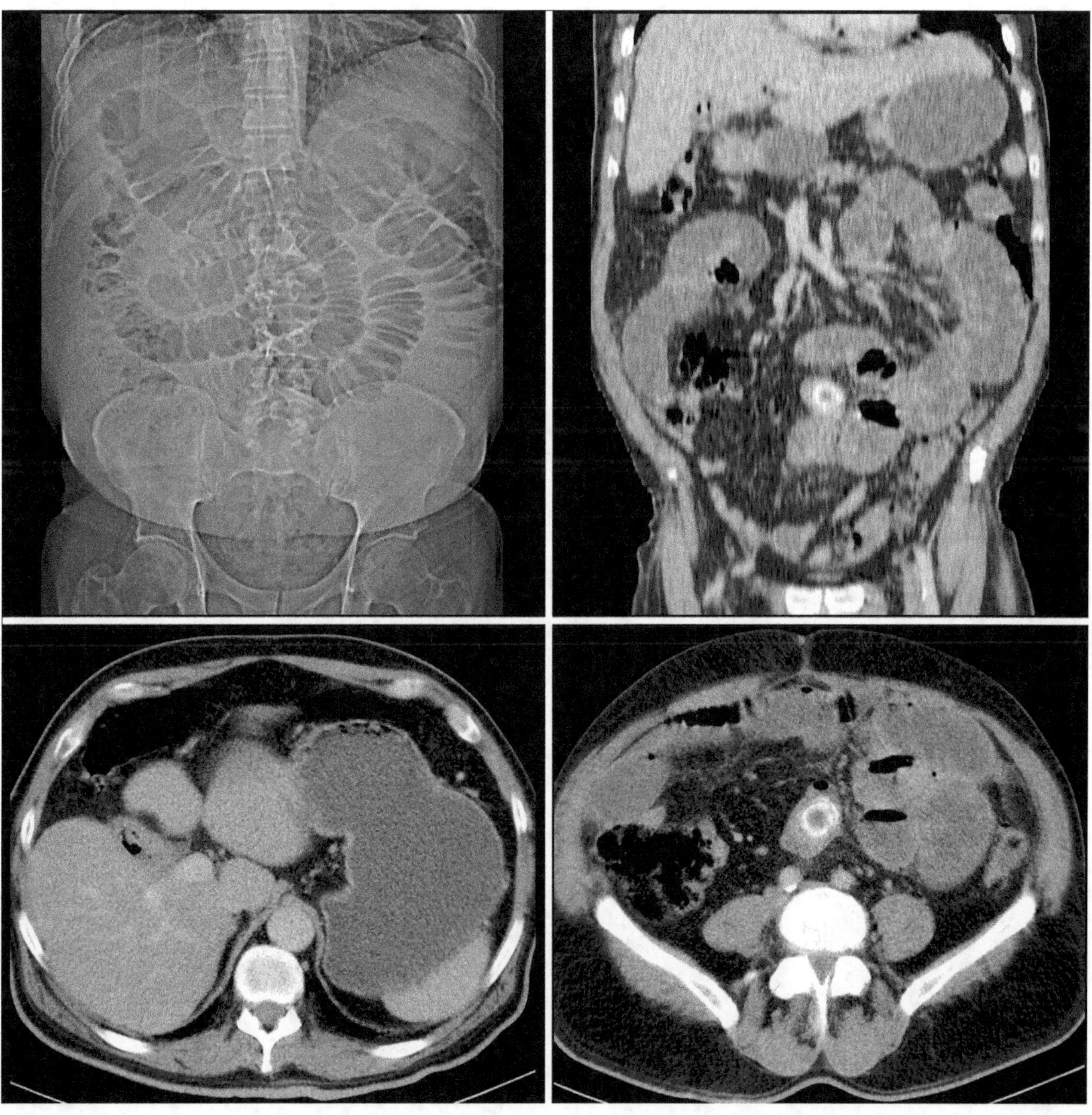

CASO 10

ÍLEO BILIAR

1. Os principais achados diagnósticos são observados na tríade de Riegler: obstrução do intestino delgado, cálculos biliares ectópicos e ar na via biliar.

2. Sim. Pacientes idosos, do sexo feminino e portadoras de litíase biliar prévia.

3. O principal procedimento para tratamento consiste na laparotomia com extração e retropulsão do cálculo para dentro do cólon destinado a eliminar a obstrução. Deve ser realizada a evacuação de grandes cálculos existentes dentro da vesícula biliar e em geral, a vesícula biliar e suas fixações aos intestinos não são abordadas no primeiro tempo cirúrgico.

COMENTÁRIOS

O íleo biliar se refere à obstrução intestinal mecânica resultante da passagem de um cálculo biliar volumoso e sua penetração no lúmen intestinal. Apesar de raro, deve ser pensado como diagnóstico diferencial nos casos de abdome agudo obstrutivo, principalmente se há histórico de litíase biliar prévia. É responsável por 1 a 4% das obstruções intestinais, sendo mais comum a ocorrência em pacientes idosos e do sexo feminino.

A fisiopatologia do íleo biliar consiste num episódio prévio de colecistite aguda, seguida de inflamação nos tecidos que circundam a vesícula biliar, formando aderências entre esta e o intestino delgado. O cálculo responsável produz erosão gradual através das paredes reunidas, formando uma fístula colecistoentérica. Ocorre então a penetração habitualmente no duodeno, com migração do cálculo pela luz intestinal, até que haja sua impactação em algum segmento do intestino delgado. O local da obstrução mais habitual fica na válvula ileocecal, desde que o intestino delgado mais proximal esteja com o calibre normal. As fístulas para o duodeno são extremamente comuns, seguidas em frequência pelas que acometem a flexura direita do cólon (ângulo hepático), o estômago, a parede abdominal e a pelve renal. A maioria dos pacientes não relata história de sintomas precedentes relacionados com o trato biliar ou de queixas sugestivas de colecistite aguda ou fistulização.

O diagnóstico é feito pela história clínica com auxílio de exames de imagem, como radiografia, US e TC. Quando presente, a clássica tríade de Riegler, definida por obstrução do intestino delgado, cálculos biliares ectópicos e ar na via biliar, pode auxiliar o diagnóstico. A seriografia gastrintestinal alta, apresentando fístula colecistoduodenal, com sinais de obstrução do intestino delgado pode ser utilizada. Quando a obstrução é no duodeno ou no cólon os exames endoscópicos poderão ser úteis para diagnóstico e tratamento permitindo a retirada dos cálculos.

REFERÊNCIAS
- Lassandro F, Romano S, Ragozzino A, et al. Role of helical CT in diagnosis of gallstone ileus and related conditions. AJR Am J Roentgenol. 2005;185(5):1159-65.
- Singh AK, Shirkhoda A, Lal N, et al. Bouveret's syndrome: appearance on CT and upper gastrointestinal radiography before and after stone obturation. AJR Am J Roentgenol. 2003;181(3):828-30.

NEURORRADIOLOGIA

2

Ricardo Mello

Ana Paula Fonseca

Marcos Rosa

Rafael Freitas

CASO 11

Paciente do sexo feminino, 55 anos, com queixa de dor na órbita direita e redução da acuidade visual do lado referido há 6 meses. Ao exame físico apresenta exoftalmia à direita.

1. Descreva os principais achados nas imagens apresentadas que sugerem o diagnóstico.

2. Qual é o principal fator desencadeante desta condição?

3. Como é classificada esta condição?

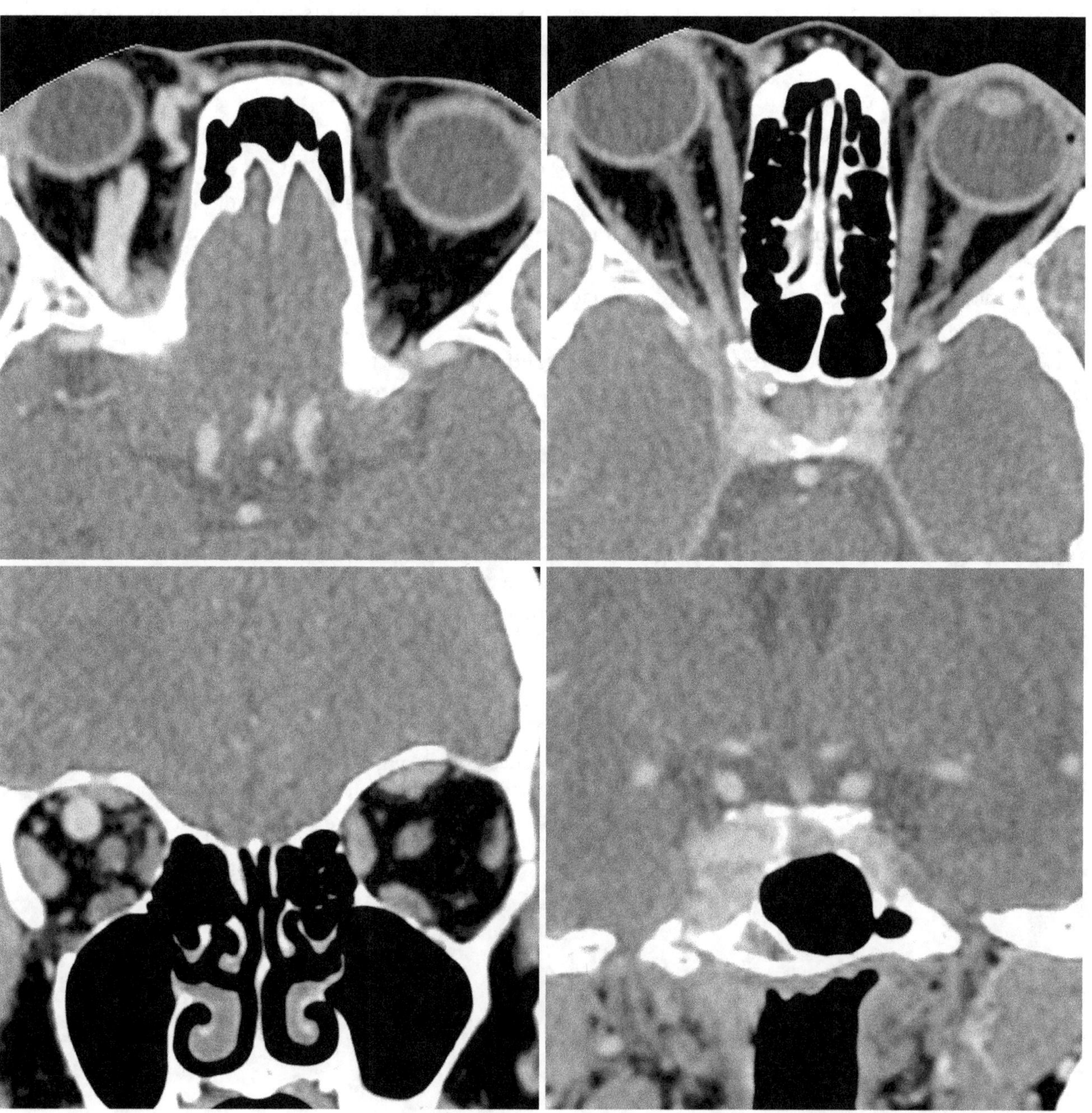

CASO 11

FÍSTULA CARÓTIDO-CAVERNOSA

1. Turgência do seio cavernoso direito, ectasia da veia oftálmica superior e a proptose ocular deste lado são os principais achados que sugerem o diagnóstico.

2. Traumatismo da base de crânio.

3. Na classificação de Barrow, as fístulas do grupo A comunicam a artéria carótida interna (ACI) diretamente com o seio cavernoso. Grupos B e C são shunts para o seio cavernoso dos ramos durais das artérias carótidas internas e externas, respectivamente. Grupo D são shunts tanto dos ramos durais das ACIs quanto das artérias carótidas externas para o seio cavernoso.

COMENTÁRIOS

A fístula carótido-cavernosa (FCC) é um shunt arteriovenoso anormal que permite o fluxo de sangue arterial de forma direta ou indireta da artéria carótida para o seio cavernoso (SC). As FCCs diretas são de alto fluxo e pressão e em 75% dos casos são lesões adquiridas do tipo traumática, geralmente por fraturas da base do crânio. Em segundo lugar por ruptura de aneurisma da ACI cavernosa. As FCCs indiretas são lesões de baixo fluxo e pressão que resultam da comunicação dos ramos durais da ACI com o SC, possuem etiologia não traumática e estão relacionadas a doenças degenerativas.

As FCCs diretas possuem apresentação clínica aguda em função da sua relação traumática ou aneurismática, evoluindo rapidamente com necessidade de tratamento de urgência. Os sinais e sintomas mais comuns são: proptose, edema orbital, cefaleia e sopro ocular. As FCCs indiretas possuem curso insidioso e os pacientes acabam sendo tratados para outras condições até o estabelecimento do diagnóstico.

Dentre os métodos de imagem, a angiografia cerebral é considerada o padrão ouro. Entretanto, os métodos diagnósticos não invasivos como a ressonância magnética e tomografia computadorizada são capazes de demonstrar as alterações e sugerir o diagnóstico. Os achados podem incluir: proptose, veia oftálmica superior calibrosa, aumento de músculos extraoculares, aumento do SC e achados secundários ao trauma ou hemorragia subaracnoidea.

REFERÊNCIAS
- Ellis JA, Goldstein H, Connolly ES Jr, et al. Carotid-cavernous fistulas. Neurosurg Focus. 2012;32(5):E9.
- Ringer AJ, Salud L, Tomsick TA. Carotid cavernous fistulas: anatomy, classification, and treatment. Neurosur Clin N Am. 2005;16(2):279-95.
- Fattahi TT, Brandt MT, Jenkins WS, et al. Traumatic carotid-cavernous fistula: pathophysiology and treatment. J Craniofac Surg. 2003;14(2):240-6.

CASO 12

Paciente do sexo feminino, 67 anos, ex-etilista, apresenta lentificação da marcha e instabilidade postural progressiva. Sem alterações comportamentais ou cognitivas. Abaixo é demonstrada a ressonância magnética do crânio.

1. Descreva os achados no exame de imagem abaixo.

2. Quais os diagnósticos diferenciais e a principal hipótese diagnóstica?

3. Qual o sinal clássico demonstrado abaixo que sugere esta hipótese?

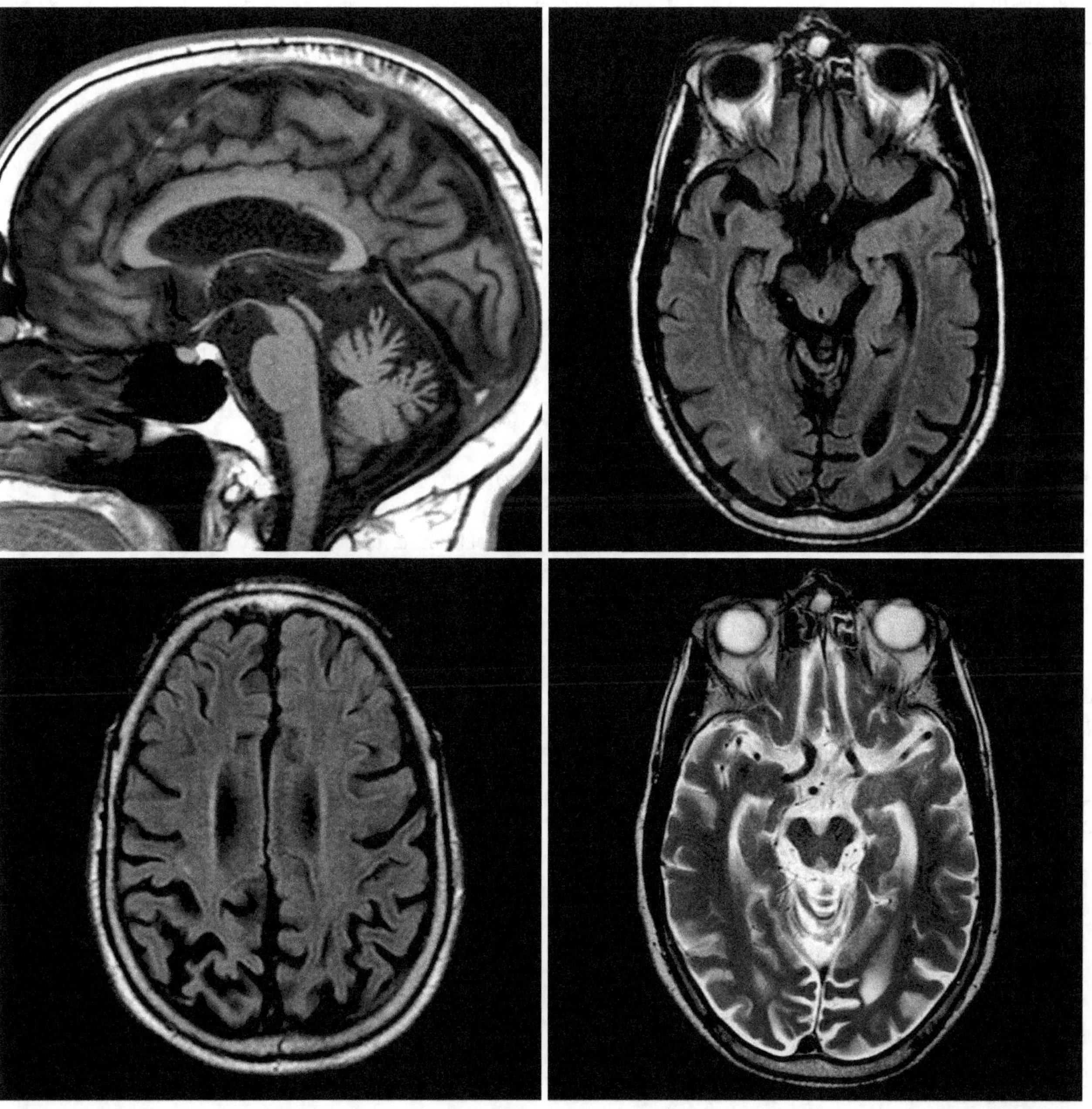

CASO 12

PARALISIA SUPRANUCLEAR PROGRESSIVA

1. Observa-se importante redução volumétrica do mesencéfalo, com concavidade do seu contorno superior no plano sagital, hipersinal em T2 e FLAIR na substância cinzenta periaquedutal, além de atrofia mesencefálica e atrofia dos lobos parietais.

2. A principal hipótese diagnóstica é de paralisia supranuclear progressiva. Os diagnósticos diferenciais incluem outras taupatias como a degeneração corticobasal e a demência frontotemporal.

3. Sinal do "pinguim" ou do "beija-flor", que corresponde à atrofia do mesencéfalo com a superfície superior côncava.

COMENTÁRIOS

A paralisia supranuclear progressiva (PSP) ou síndrome de Steele-Richardson-Olszewski é uma taupatia neurodegenerativa. Manifesta-se entre a sexta e sétima década de vida com paralisia supranuclear do olhar, instabilidade postural, disartria, paralisia pseudobulbar, rigidez axial, disfunção do lobo temporal e demência discreta.

Dois fenótipos são descritos: síndrome de Richardson (PSP-RS) e tipo parkinsoniana. A PSP-RS é a mais comum e manifesta-se com sintomas oculares precoces associados a distúrbios cognitivos, neuropsiquiátricos e do padrão de sono. Um terço dos pacientes apresentam a forma parkinsoniana, onde os distúrbios do movimento (bradicinesia, instabilidade postural e tremor) predominam, sem distúrbio de movimentos oculares associado e resposta transitória a levodopa.

Os achados na tomografia computadorizada revelam atrofia do mesencéfalo, alargamento das cisternas, alargamento da placa quadrigeminal e dilatação posterior do terceiro ventrículo. Na ressonância magnética pode-se encontrar também hipersinal na substância cinzenta periaquedutal nas sequências T2 e depósito de material ferromagnético nos globos pálidos. Além das alterações já descritas, é possível a avaliação volumétrica do mesencéfalo e o cálculo da relação mesencéfalo/ponte, que quando inferior a 0,15 sugere PSP. O PET com FDG revela um hipometabolismo da glicose no mesencéfalo.

REFERÊNCIAS
- Boeve BF. Progressive supranuclear palsy. Parkinsonism Relat Disord. 2012;18(1):S192-4.
- Long L, Cai XD, Wei XB, et al. Progressive supranuclear palsy: what do we know about it? Curr Med Chem. 2015;22(10):1182-93.
- Oba H, Yagishita A, Terada H, et al. New and reliable MRI diagnosis for progressive supranuclear palsy. Neurology. 2005;64(12):2050-5.
- Massey LA, Jäger HR, Paviour DC, et al. The midbrain to pons ratio: a simple and specific MRI sign of progressive supranuclear palsy. Neurology. 2013;80(20):1856-61.
- Belezia AB, Marussi VH, Yared J, et al. PET-CT imaging in a patient with progressive supranuclear palsy. Arq Neuropsiquiatr. 2015;73(4):364-5.

CASO 13

Homem, 45 anos, lavrador, natural do interior do Espírito Santo, admitido no pronto-socorro com quadro de cefaleia, tontura, alteração do equilíbrio e perda ponderal de 6 Kg no último mês. Negava febre ou déficits neurológicos focais. Ao exame físico, apresentava teste de Romberg positivo. Exames revelaram leucocitose com predomínio de neutrófilos, além de aumento de PCR e VHS.

1. Quais os possíveis diagnósticos diferenciais para lesões com realce anelar?
2. Considerando o contexto epidemiológico deste paciente, bem como as características da lesão na ressonância magnética, qual a hipótese diagnóstica mais provável?
3. Cite os dois padrões de acometimento desta doença no sistema nervoso central, e os achados radiológicos característicos de cada um deles.

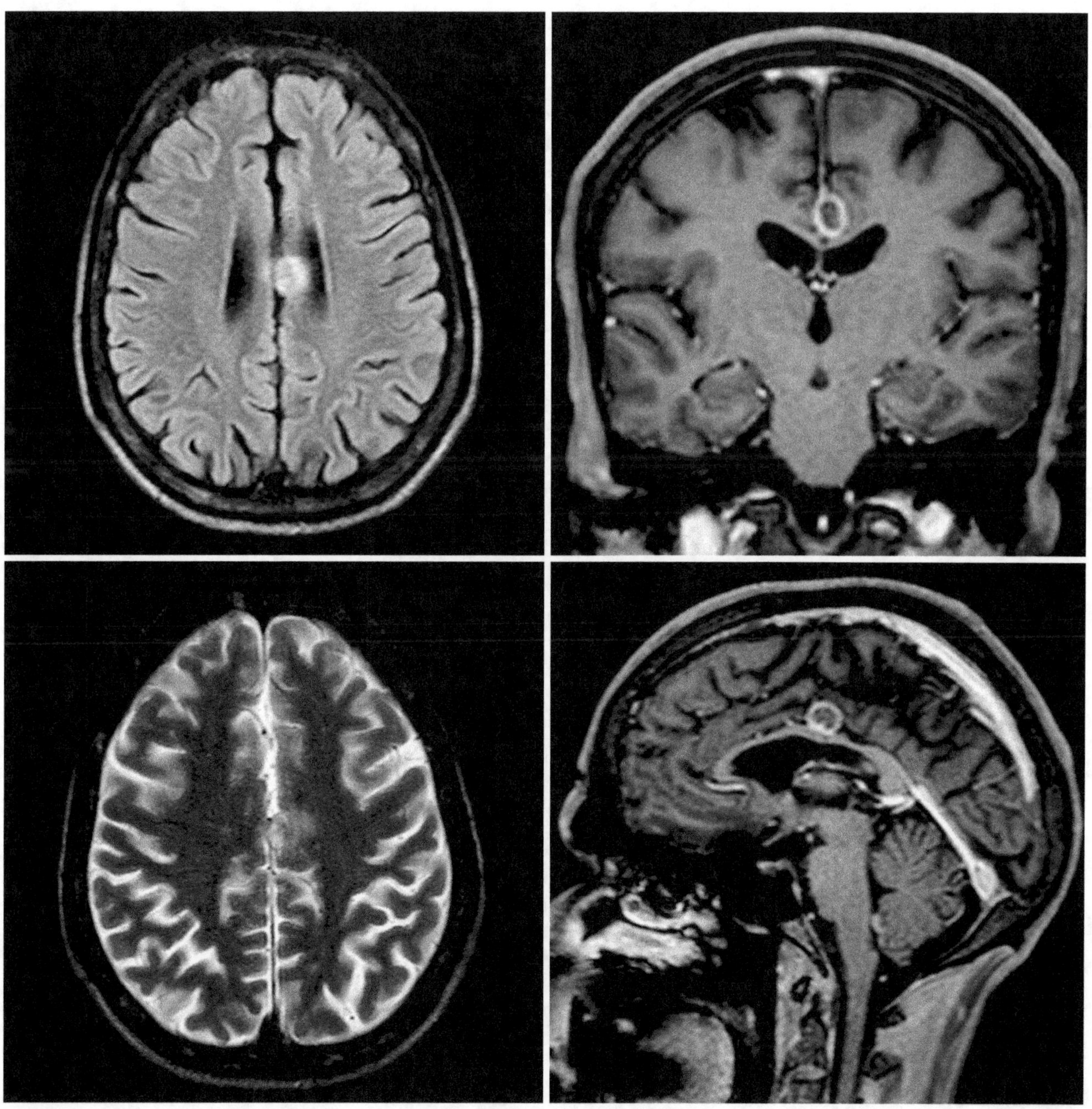

CASO 13

NEUROPARACOCCIDIOIDOMICOSE

1. Há inúmeros diagnósticos diferenciais para lesões com realce anelar no sistema nervoso central (SNC), podendo ser didaticamente resumidos no mnemônico "MAGICAL DR", que representa os seguintes diagnósticos, nesta ordem: metástase, abscesso, glioblastoma, infecções, contusão, linfoma, desmielinização e radionecrose. Para estreitar tais etiologias, deve-se levar em conta as características radiológicas associadas, bem como o contexto clínico e epidemiológico que se encontra o paciente.

2. Trata-se de paciente lavrador, evoluindo com quadro neurológico subagudo e exames laboratoriais sugestivos de etiologia infecciosa, apresentando lesões cerebrais com discreto edema vasogênico circunjacente, além de realce anelar pelo contraste. Tais achados tornam provável a hipótese diagnóstica de paracoccidioidomicose com acometimento do SNC.

3. Há duas formas de acometimento da paracoccidioidomicose no SNC: granulomatosa e meníngea ou uma combinação das duas. A forma granulomatosa se apresenta como granulomas intraparenquimatosos, comumente associados a edema vasogênico, efeito expansivo sobre as estruturas adjacentes e realce anelar. A forma meníngea é caracterizada pela predileção pelas meninges da base do crânio, comumente associando-se a vasculite, infartos cerebrais e hidrocefalia, sendo, neste caso, importante diagnóstico diferencial com a neurotuberculose.

COMENTÁRIOS

O *Paracoccidioides brasiliensis* é endêmico entre os países da América Latina, sendo o Brasil o país com maior número de casos acometidos. O envolvimento do SNC pode ocorrer em cerca de 10% dos casos, variando de 1% a 27% na literatura, sendo mais comum nos casos de infecção disseminada.

A apresentação mais comum ocorre sob a forma granulomatosa, também conhecida como forma pseudotumoral, que se apresenta como granulomas intraparenquimatosos, únicos ou múltiplos, com predileção pelo compartimento supratentorial. Raramente a paracoccidioidomicose pode apresentar-se na forma meníngea.

Dessa forma, a paracoccidioidomicose deve ser incluída nos diagnósticos diferenciais das lesões infratentoriais e das meningites de base, sobretudo em pacientes com epidemiologia pertinente.

REFERÊNCIAS

- Fagundes-Pereyra WJ, Carvalho GT, Goes AM, et al. Central nervous system paracoccidioidomycosis: analysis of 13 cases. Arq Neuropsiquiatr. 2006;64(2A):269-76.
- Silva CEAP, Cordeiro AF, Gollner AM, et al. Paracoccidioidomicose do sistema nervoso central: relato de caso. Arq Neuropsiquiatr. 2000;58:741-7.
- Rosa Júnior M, Baldon IV, Amorim AFC, et al. Imaging paracoccidioidomycosis: A pictorial review from head to toe. Eur J Radiol. 2018;103:147-62.
- Rosa Júnior M, Amorim AC, Baldon IV, et al. Paracoccidioidomycosis of the central nervous system: CT and MR Imaging Findings. AJNR Am J Neuroradiol. 2019;40(10):1681-8.

CASO 14

Paciente de 19 anos, há 3 meses evoluindo com perda progressiva da força de MMSS e MMII, associada a parestesia. Foi realizada ressonância magnética do crânio, coluna cervical e dorsal, sendo diagnosticada lesão na transição crânio-cervical, conforme demonstrado abaixo.

1. Como esta lesão é classificada, considerando-se os compartimentos anatômicos da coluna vertebral?
2. Quais as três principais hipóteses diagnósticas a serem consideradas nesta faixa etária?
3. Considerando-se que no exame controle esta paciente apresentava uma alteração à ressonância magnética denominado "cap sign", qual a hipótese mais provável? O que significa este sinal?

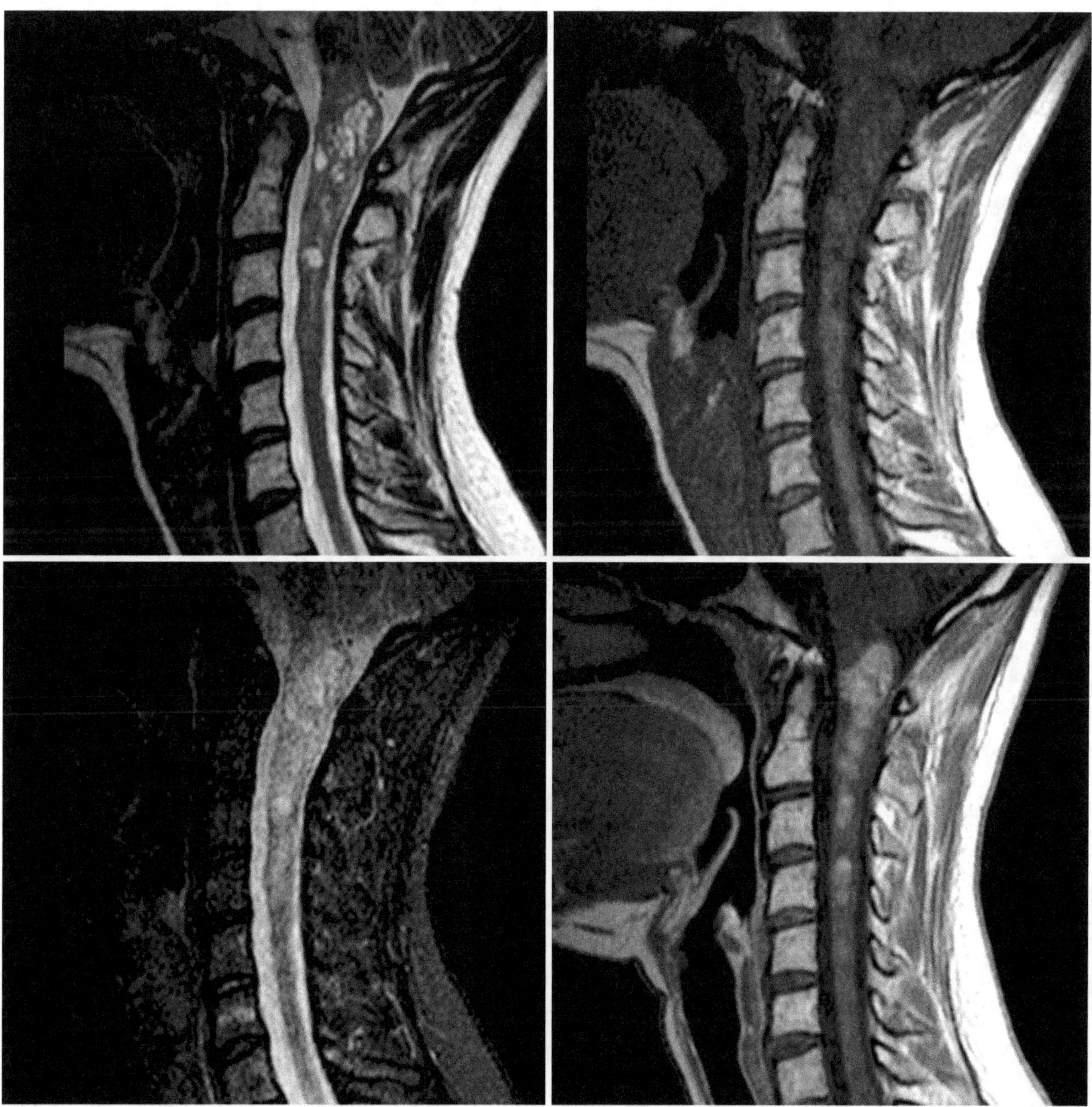

CASO 14

EPENDIMOMA

1. Os tumores intrarraquianos são classificados em: intramedular, extramedular intradural ou extradural. Neste caso, trata-se de uma extensa formação expansiva intramedular, com aspecto insuflativo, apresentando diminutas formações císticas no seu interior, com intenso realce pelo meio de contraste paramagnético.

2. As principais hipóteses diagnósticas no contexto das neoplasias intramedulares em uma paciente adolescente são astrocitoma, ependimoma e ganglioglioma.

3. O "cap sign" refere-se ao depósito de hemossiderina localizado na periferia da lesão, sobretudo nas margens superior e inferior, indicando hemorragias intratumorais antigas. Na RM este achado é caracterizado pelo hipossinal T2, que é marcadamente acentuado nas sequências gradiente-eco (T2*, SWI), devido à exacerbação do fenômeno de susceptibilidade magnética. Este sinal não é específico, mas pode ser encontrado em 20 a 64% dos ependimomas.

COMENTÁRIOS

O ependimoma é a neoplasia intramedular mais comum do adulto, sendo composto por células ependimárias do canal central da medula. Em geral, é classificado como um tumor de baixa agressividade, habitualmente grau I ou II pela classificação da OMS. É mais comum entre a 4ª e 5ª décadas de vida, sem predileção por sexo. Na infância, o tumor intramedular mais comum é o astrocitoma. No entanto, quando associado à neurofibromatose do tipo II, o ependimoma apresenta incidência mais elevada.

A apresentação radiológica do ependimoma é de uma lesão intramedular com predomínio nas regiões centrais da medula, junto à localização do epêndima, caracterizado por iso / hipossinal em T1, hipersinal em T2 e intenso realce pelo meio de contraste. Podem ser encontrados cistos de permeio à lesão e focos de sangramento / depósito de hemossiderina, caracterizando o "cap sign", conforme referido acima. Além disso, podem estar associadas áreas de edema medular e hidrossiringomielia nos segmentos medulares adjacentes.

REFERÊNCIAS
- Brinar M, Rados M, Habek M, et al. Enlargement of the spinal cord: Inflammation or neoplasms? Clin Neurol Neurosurg. 2006;108:284-9.
- Grimm S, Chamberlain MC. Adult primary spinal cord tumors. Expert Rev Neurother. 2009;9(10):1487-95.
- Mechtler LL, Nandigam K. Spinal cord tumors: new views and future directions. Neurol Clin. 2013;31(1):241-68.
- Theodorou D, Theodorou SJ, Sartoris D. An imaging overview of primary tumors of the spine: Part 2. Malignant tumors. Clinical imaging. 2008;32:204-11.

CASO 15

Mulher de 45 anos, apresentando cefaleia há 5 meses, com piora progressiva, associada a turvação visual. Nega comorbidades ou déficits neurológicos. Foi realizada ressonância magnética do crânio, que está evidenciada abaixo.

1. Quais os principais achados na ressonância magnética?

2. Quais sequências poderiam auxiliar na determinação do grau de agressividade desta lesão?

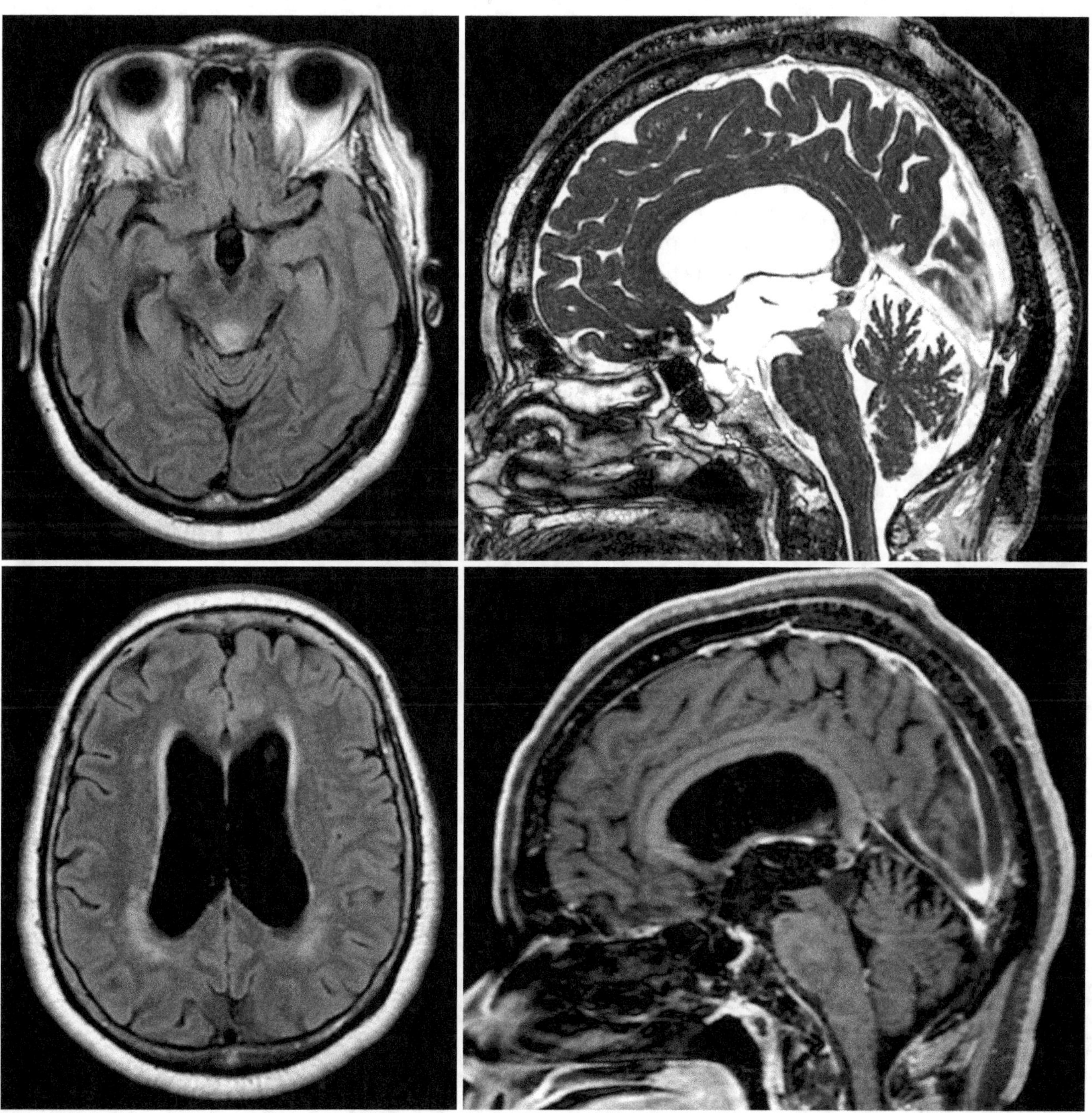

CASO 15

GLIOMA DO TETO DO MESENCÉFALO

1. Trata-se de formação expansiva localizada no teto do mesencéfalo, caracterizada por hipersinal T2 / FLAIR, sem realce pelo meio de contraste, comprimindo o aqueduto mesencefálico e determinando dilatação do sistema ventricular supratentorial, destacando-se sinais de transudato liquórico.

2. As sequências avançadas de ressonância magnética podem corroborar a hipótese de baixa agressividade tumoral, dentre elas a perfusão e a espectroscopia. Espera-se que esta lesão se apresente fria à perfusão.

COMENTÁRIOS

Há diversas lesões que fazem parte do diagnóstico diferencial das patologias localizadas no mesencéfalo, tais como tumores, lesões vasculares, inflamatórias e infecciosas. Os tumores nesta localização são raros, sendo, na maioria das vezes, gliomas de baixo grau.

Os gliomas do teto mesencefálico representam um subgrupo diferenciado de tumores de tronco encefálico, apresentando bom prognóstico e tendo comportamento benigno, com sobrevida elevada. Geralmente estes tumores determinam hidrocefalia devido à obstrução do aqueduto de Sylvius.

Radiologicamente, esses tumores costumam ser isodensos ao tronco encefálico, dificultando o diagnóstico pela tomografia computadorizada. A ressonância magnética demonstra formação com hipersinal em T2 e FLAIR, com realce variável, mas habitualmente com ausência de impregnação. Além disso, conforme descrito acima, as sequências avançadas em RM podem auxiliar no grau de suspeição da agressividade tumoral.

REFERÊNCIAS
- Guzmán-De-Villoria JA, Fernández-García P, Ferreiro-Argüelles C. Differential diagnosis of T2 hyperintense brainstem lesions: Part 1. Focal lesions. Semin Ultrasound CT MR. 2010;31:246-59.
- Guzmán-De-Villoria JA, Ferreiro-Argüelles C, Fernández-García P. Differential diagnosis of T2 hyperintense brainstem lesions: Part 2. Diffuse lesions. Semin Ultrasound CT MR. 2010;31:260-74.
- Lázaro BC, Landeiro JA. Tectal plate tumors. Arq Neuropsiquiatr. 2006;64:432-6.

CASO 16

Paciente do sexo masculino, 55 anos, apresentando quadro progressivo de dor na face posterior das coxas, paresia e parestesias de membros inferiores, associado a disfunção vesical.

1. Descreva os principais achados no exame de imagem apresentado.

2. Quais alterações podem ser esperadas no exame de líquor deste paciente?

3. Quais os principais diagnósticos diferenciais para esta condição?

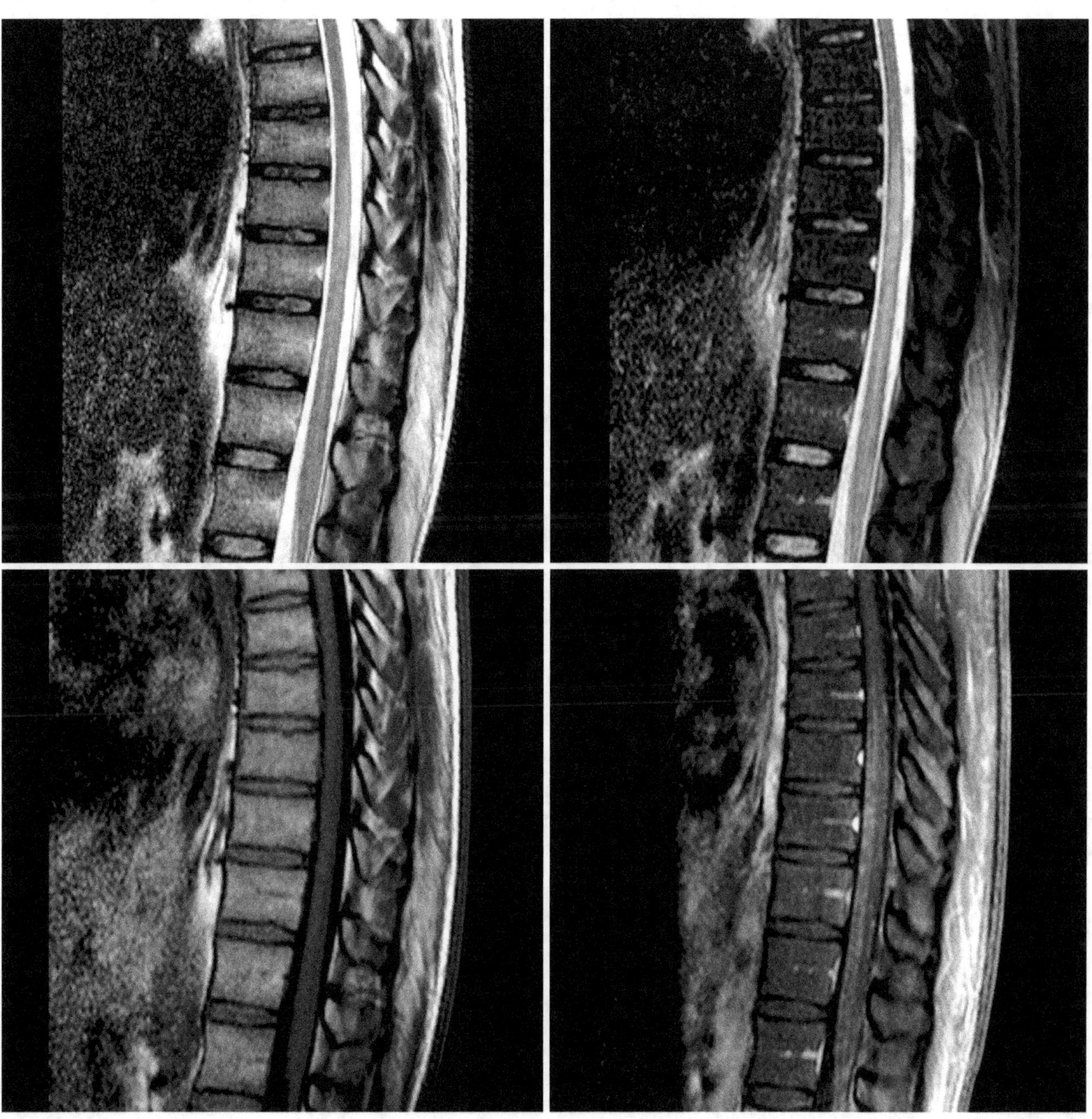

CASO 16

MIELORRADICULOPATIA ESQUISTOSSOMÓTICA

1. Observa-se zona segmentar de anomalia de sinal na medula espinhal torácica inferior, estendendo-se principalmente no plano de D8-D9 a D11-D12, com pequenos focos de realce nodulariforme de permeio.

2. O líquido cefalorraquidiano dos pacientes com mielorradiculopatia esquistossomótica (ME) mostra um aumento na concentração de proteína e no número de células mononucleares em 90% dos casos. Os eosinófilos foram relatados em 40% dos casos. Portanto o exame de líquor associado a RM caracterizam o acometimento inflamatório da medula.

3. O estabelecimento de diagnóstico diferencial é necessário pois muitas condições apresentam sinais e sintomas semelhantes a ME e estes incluem vírus (HIV, HTLV-1, herpes simples, hepatite B e C), agentes bacterianos (sífilis, tuberculose e abcessos medulares) e deficiência de B12.

COMENTÁRIOS

A ME é a forma mais grave e incapacitante da doença, sendo responsável pela maioria dos casos de mielite infecciosa nas regiões endêmicas para esquistossomose no Brasil. O *Schistosoma mansoni* pode envolver o cérebro ou medula. A mielopatia é a forma mais comum e a apresentação usual é uma mielite transversa progressiva.

As manifestações clínicas incluem lombalgia, paresia e parestesias de membros inferiores e disfunção vesical de início agudo. Os sintomas de acometimento medular podem surgir na ausência de atividade da doença ou mesmo após o tratamento.

Os principais achados na RM são o aumento do diâmetro da medula espinhal e das raízes da cauda equina nas imagens ponderadas em T1; hiperintensidade do sinal em T2 na região acometida, edema e captação heterogênea de contraste, com pequenas áreas focais de acentuação mais intensa formando frequentemente um padrão granular.

As alterações observadas na ressonância magnética regridem paralelamente à melhora clínica do paciente após o tratamento com esquistossomicidas e corticosteroides.

REFERÊNCIAS

- Silva LCS, Maciel PE, Ribas JCR, et al. Mielorradiculopatia esquistossomótica. Rev Soc Bras Med Trop. 2004;37(3):261-72.
- Carod-Artal FJ. Neuroschistosomiasis. Expert Rev Anti Infect Ther. 2010;8:1307-18.
- Carod-Artal FJ. Neurological complications of Schistosoma infection. Trans Roy Soc Trop Med Hyg 2008;102:107-16.
- Carod-Artal FJ, Vargas AP, Horan TA, et al. Schistosoma mansoni myelopathy: clinical and pathologic findings. Neurology. 2004;63:388-91.

CASO 17

Paciente do sexo masculino, 50 anos, relata diminuição de força e fasciculações nos membros inferiores há 1 ano. Há 4 meses começou a sentir diminuição de força progressiva nos membros superiores.

1. Descreva os achados na RM de crânio abaixo.

2. Baseado na correlação com os dados clínicos e imagem, quais as duas principais hipóteses diagnósticas?

3. Qual sequência apresenta melhor sensibilidade diagnóstica neste caso?

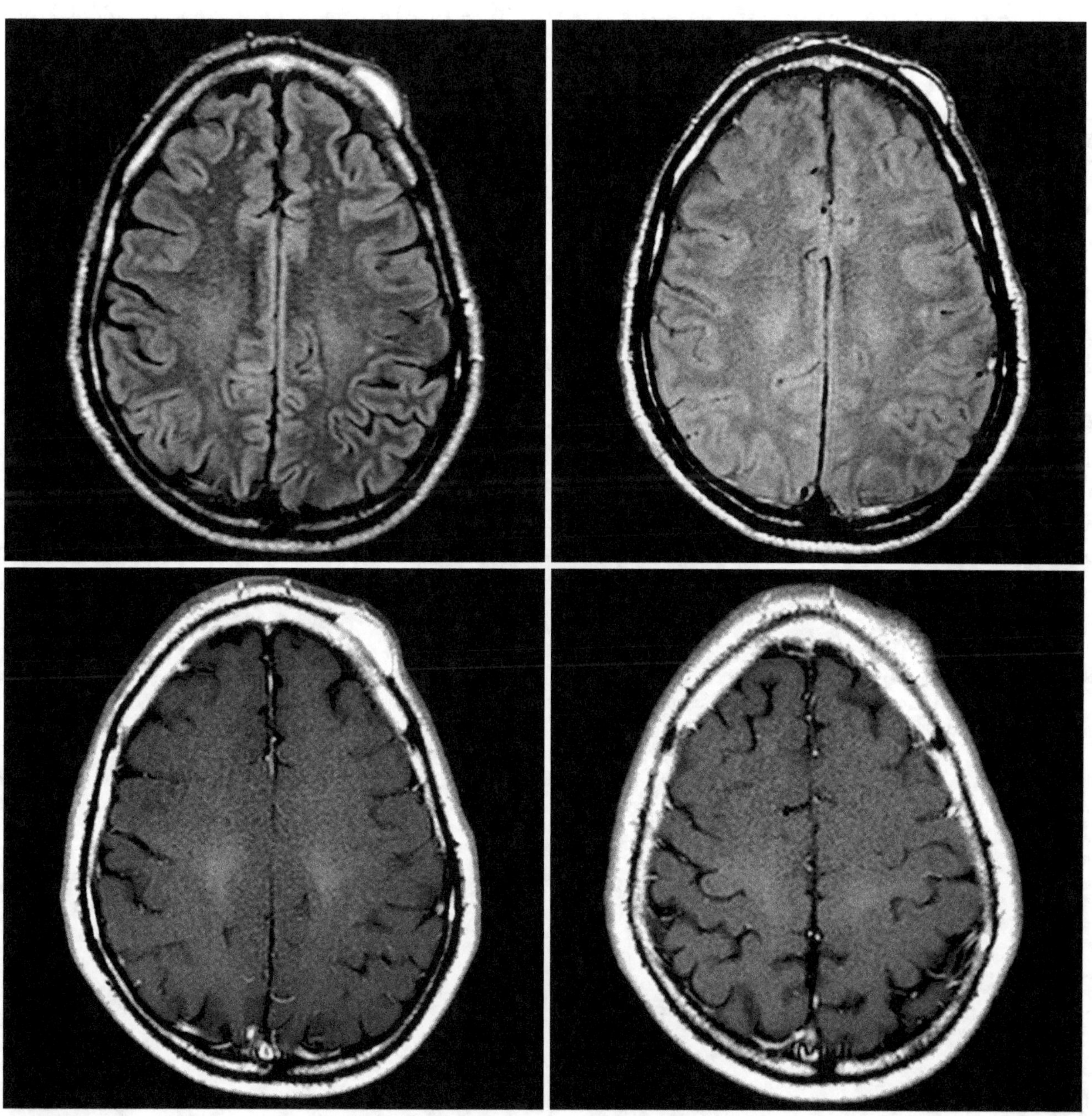

CASO 17

ESCLEROSE LATERAL AMIOTRÓFICA

1. Observa-se alteração de sinal em grande parte do trajeto do trato córtico-espinhal caracterizada por hipersinal FLAIR e T1 MTC (transferência de magnetização), de aspecto bilateral e simétrico no compartimento supratentorial, sem restrição à difusão ou realce pelo meio de contraste.

2. Os principais diagnósticos diferenciais a serem levantados são a esclerose lateral amiotrófica (ELA) e a deficiência de vitamina B12. Em ambos os casos há aumento de sinal no trato córtico-espinhal nas sequências FLAIR / T1 MTC.

3. O hipersinal no trato corticoespinhal nas sequências T2 e FLAIR geralmente são inespecíficos e não podem ser considerados marcadores para ELA. O uso do MTC aumenta a sensibilidade diagnóstica.

COMENTÁRIOS

A ELA é uma doença do neurônio motor, caracterizada por degeneração progressiva do neurônio motor superior (NMS) e do neurônio motor inferior (NMI). Possui uma incidência de 1 a 2 casos em 100.000 por ano, sendo a doença do neurônio motor mais comum, responsável por 85% do casos.

A apresentação clínica da doença demonstra uma mistura de sintomas neuronais superiores (hiperreflexia e espasticidade) e sintomas neuronais inferiores (fasciculações e atrofia). Por definição não há um envolvimento autonômico ou sensorial associado. O início da doença é tipicamente insidioso, com discreta predileção para o sexo masculino e sobrevida média entre diagnóstico e o óbito entre 3 a 4 anos.

A ressonância magnética é utilizada principalmente para exclusão de outras causas como: doença do disco degenerativa cervical, malformação de Chiari ou esclerose múltipla. O achado típico de acometimento do NMS na RM é o hipersinal no trato corticoespinhal na sequência T2, FLAIR, densidade de prótons (DP) e T1 MTC, sendo esta última mais sensível. O hipersinal é geralmente observado na região posterior da cápsula interna, no aspecto ventral do tronco cerebral e no corno ântero lateral da medula espinhal. O acometimento do NMI pode ser estimado pela eletroneuromiografia e biópsia.

REFERÊNCIAS

- Agosta F, Chiò A, Cosottin M, et al. The Present and the future of neuroimaging in amyotrophic lateral sclerosis. AJNR Am J Neuroradiol. 2010;31(10):1769-77.
- Wang S, Melhem E.R, Poptani H, et al. Neuroimaging in amyotrophic lateral sclerosis. Neurotherapeutics. 2011;8(1):63-71.
- Jin J, Hu F, Zhang Q, et al. Hyperintensity of the corticospinal tract on FLAIR: a simple and sensitive objective upper motor neuron degeneration marker in clinically verified amyotrophic lateral sclerosis. J Neurol Sci. 2016;367:177-83.

CASO 18

Homem de 40 anos, com quadro de confusão mental, cefaleia e redução da acuidade visual há 02 meses. Ao exame físico, apresentava sinais de irritação meníngea. Exames laboratoriais demonstram leucocitose e sorologia positiva para HIV.

1. Quais as principais alterações radiológicas encontradas? Diante da suspeita clínica, qual a sequência está indicada no exame de ressonância magnética?
2. O contexto de imunossupressão, associado aos achados de imagem abaixo, permitem-nos considerar quais principais hipóteses diagnósticas?
3. Este paciente apresenta uma alteração bastante sugestiva na análise do líquor, que permitiu o correto diagnóstico e tratamento desta patologia. Que alteração deve ser esta?

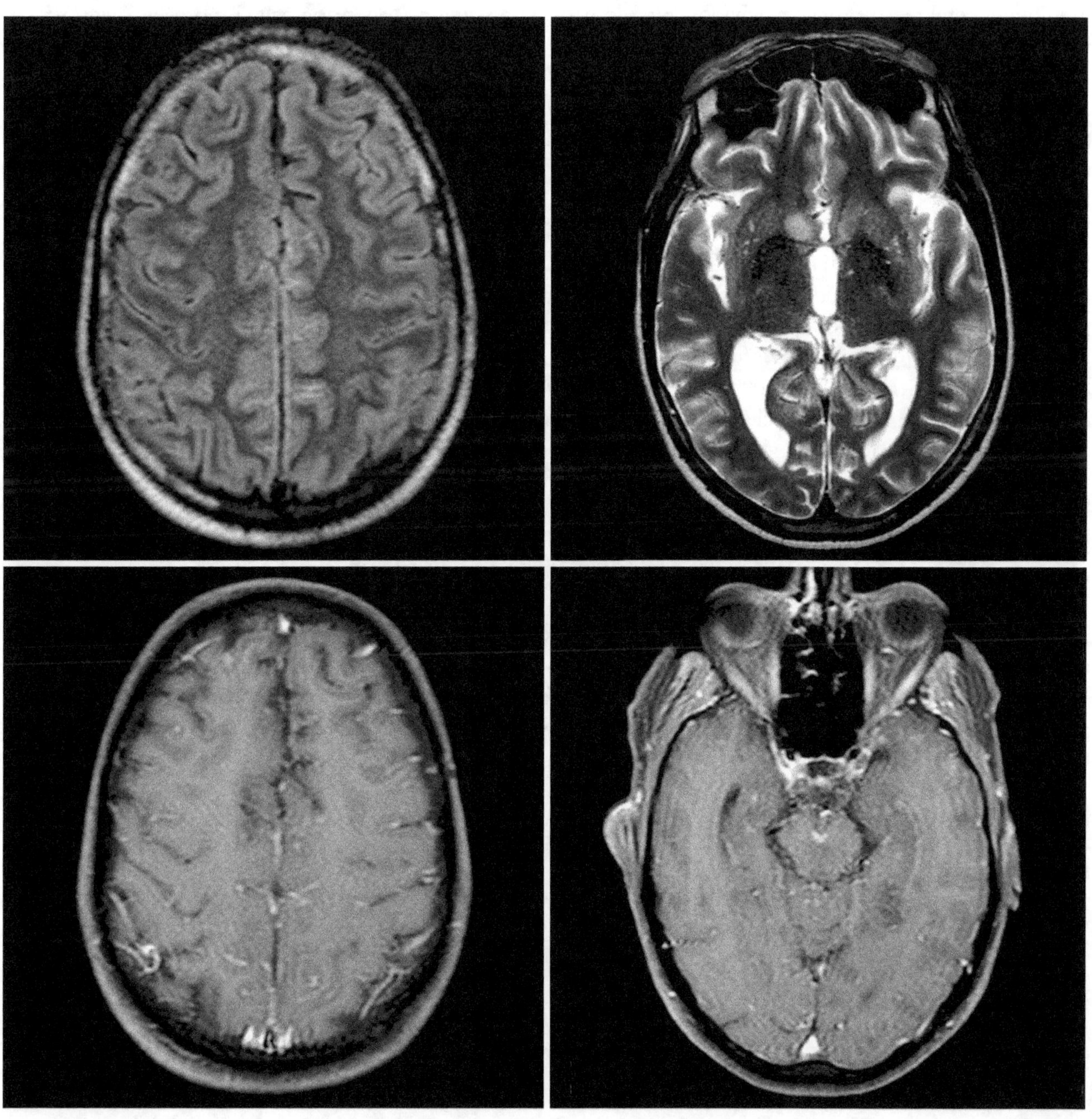

CASO 18

NEUROSSÍFILIS

1. As imagens deste caso evidenciam presença de material com hipersinal nas sequências FLAIR nos sulcos corticais, cissuras cerebrais e cisterna interpeduncular, com realce após a injeção de gadolínio. Além disso, há áreas com alteração de sinal no núcleo caudado à direita e putâmen à esquerda, bem como nas porções anteriores dos hipocampos, com tênue realce pós-contraste. Diante da suspeita de lesões inflamatórias/infecciosas que acometem as meninges, a sequência FLAIR pós-contraste pode melhorar a sensibilidade e visualização de tais achados.

2. Trata-se de paciente com quadro de imunossupressão, com sinais clínicos e radiológicos de meningoencefalite. Junto aos achados radiológicos supracitados, as principais hipóteses diagnósticas incluem neurossífilis e neurocriptococose.

3. Deve-se proceder com a análise do líquor, incluindo o teste do látex e pesquisa de VDRL. Este paciente apresentava altos títulos de VDRL no exame do líquor, confirmando a hipótese de neurossífilis e sendo instituído o tratamento.

COMENTÁRIOS

Sífilis é uma infecção sistêmica crônica causada pela espiroqueta *Treponema pallidum*, que é adquirida por transmissão sexual ou vertical. A prevalência de sífilis no nosso meio tem aumentado, bem como de pacientes coinfectados por sífilis e HIV. Esta coinfecção predispõe a sintomatologia mais agressiva, com aumento do risco de acometimento neurológico.

Estima-se que 5 a 10% dos pacientes com sífilis não tratada vão desenvolver neurossífilis, sendo o pico de incidência 15 anos após o cancro inicial. A neurossífilis pode apresentar-se de cinco formas: assintomática, meníngea, meningovascular, parenquimatosa e gomatosa.

Os achados de imagem são variáveis, dependendo do padrão de acometimento. A forma meníngea caracteriza-se por sinais de leptomeningite, incluindo hipersinal FLAIR e realce após o contraste junto aos sulcos e cissuras cerebrais. No caso da forma meningovascular, associam-se sinais de vasculite e infartos nos territórios arteriais relacionados. A sífilis parenquimatosa pode apresentar-se com atrofia do parênquima cerebral e áreas de alteração do sinal do parênquima, inclusive nos lobos temporais (onde é imperativo o diagnóstico diferencial com encefalite herpética). As gomas sifilíticas são lesões granulomatosas reacionais focais, geralmente caracterizadas por hipodensidade na TC, hipossinal em T1 e hipersinal em T2, com realce após a injeção de contraste.

REFERÊNCIAS
- Brightbill TC, Ihmeidan IH, Post MJ, et al. Neurosyphilis in HIV-positive and HIV-negative patients: neuroimaging findings. AJNR American journal of neuroradiology. 1995;16(4):703-11.
- Kivekäs I, Vasama JP, Hakomäki J. Bilateral temporal bone otosyphilis. Otol Neurotol. 2014;35(2):e90-1.

CASO 19

Paciente masculino, 55 anos, vítima de traumatismo crânio-encefálico, evoluindo com cefaleia e tontura. Realizada TC de crânio, que evidenciou hemorragia parenquimatosa, com necessidade de intervenção cirúrgica. O paciente apresentou boa evolução, sem sintomas ou déficits neurológicos focais.

1. Descreva as principais alterações demonstradas na ressonância magnética.

2. Qual a principal hipótese diagnóstica para as lesões parenquimatosas observadas?

3. Segundo a classificação proposta para tais achados, qual o grau das lesões abaixo?

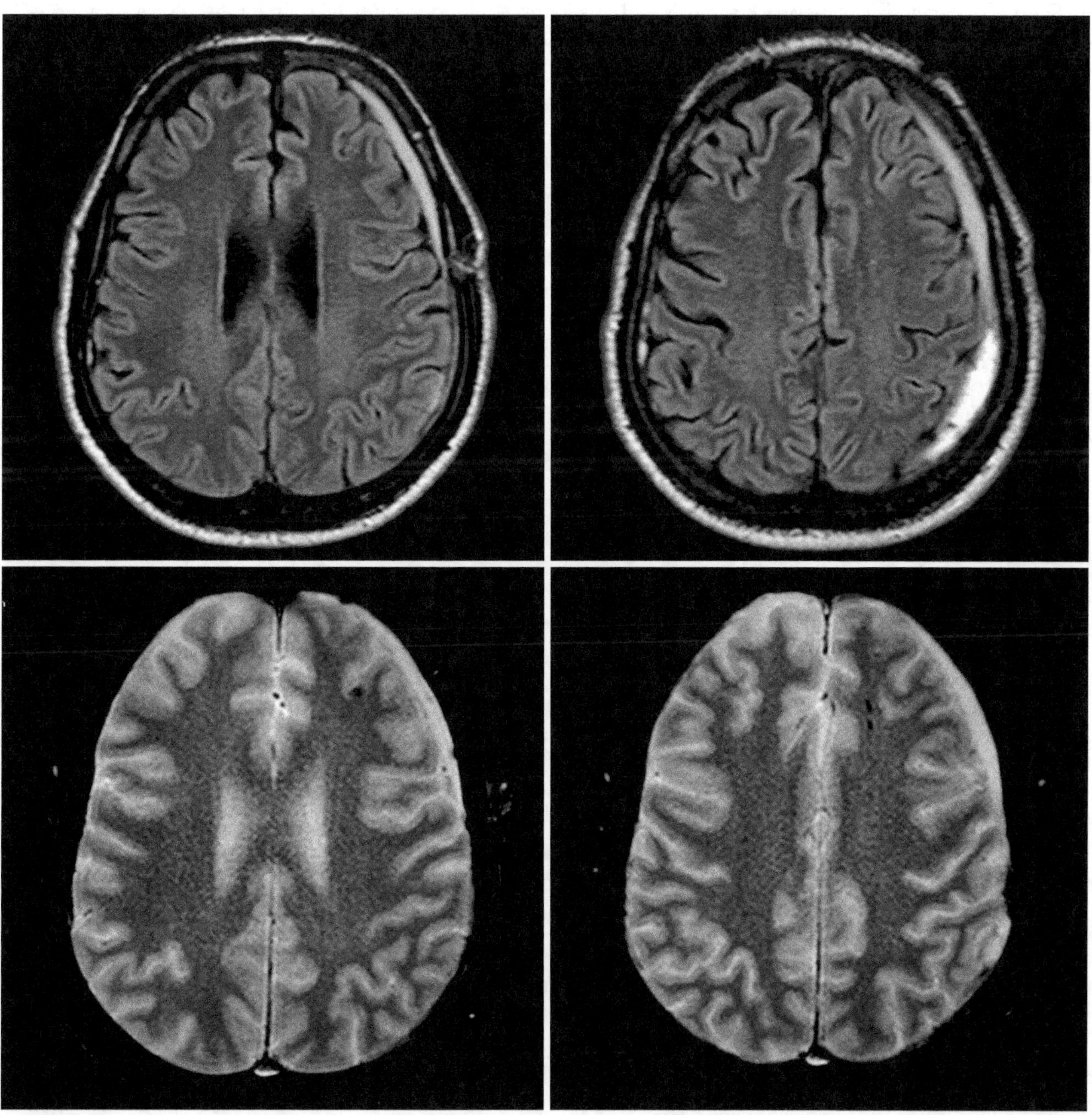

CASO 19

LESÃO AXONAL TRAUMÁTICA

1. A ressonância magnética evidencia alterações pós cirúrgicas na calota craniana à esquerda, associadas a coleção extra-axial subdural frontoparietal ipsilateral e coleção líquida laminar no espaço subdural frontoparietal contralateral. Destacam-se diminutos focos arredondados de baixo sinal em T2* na transição córtico-subcortical do lobo frontal esquerdo, provavelmente relacionadas a áreas de microssangramentos, compatível com injúria axonal pós-traumática.

2. Lesão axonal traumática (LAT).

3. Segundo a classificação proposta por Adams para LAT, podemos classificar as lesões em grau I, quando predominam na interface da substância branca e cinzenta, principalmente na região frontotemporal, sem acometimento significativo do corpo caloso. Já no grau II, há um acometimento do corpo caloso. No grau III, as lesões são as mesmas descritas anteriormente porém com acometimento do tronco encefálico. Portanto, a classificação para este caso é uma LAT grau I.

COMENTÁRIOS

A LAT é uma lesão parenquimatosa grave que ocorre em traumatismos cranioencefálicos de alta energia, sendo resultantes de forças de inércia geradas pela rotação e desaceleração do crânio, determinando lesão por estiramento axonal. É a segunda lesão parenquimatosa pós-traumática mais comum, havendo o pico de incidência entre 15 e 24 anos.

A LAT acomete a substância branca subcortical e profunda, sendo o corpo caloso, fórnice e a cápsula interna os sítios mais comumente afetados. Os achados nos exames de imagem apresentam discrepância com a clínica, sendo discretos nas fases iniciais.

A TC tem baixa sensibilidade e geralmente as lesões se tornam evidentes nos exames de controle. A RM é o método de escolha para o diagnóstico de LAT, especialmente as sequências GRE/T2* e SWI, que demonstram maior sensibilidade para detecção de microssangramentos, caracterizados por focos de marcado hipossinal.

REFERÊNCIAS

- Vieira RCA, Paiva W.S, Oliveira DV, et al. Diffuse axonal injury: epidemiology, outcome and associated risk factors. Front Neurol. 2016;7:178.
- Jun L, Zhifeng K, Yongquan T. Diffuse axonal injury after traumatic cerebral microbleeds: an evaluation of imaging techniques. Neural Regeneration Res. 2014;9(12):1222-30.
- Scheid R, Preul C, Gruber O, et al. Diffuse axonal injury associated with chronic traumatic brain injury: evidence from T2*-weighted gradient-echo imaging at 3T. AJNR Am J Neuroradiol. 2003;24(6):1049-56.

CASO 20

Paciente de 78 anos, sexo masculino, apresentando leve hipoacusia à direita, realiza RM dos ossos temporais.

1. Descreva as principais as principais alterações encontradas no exame de imagem abaixo.

2. Qual doença está relacionada com a bilateralidade destes achados?

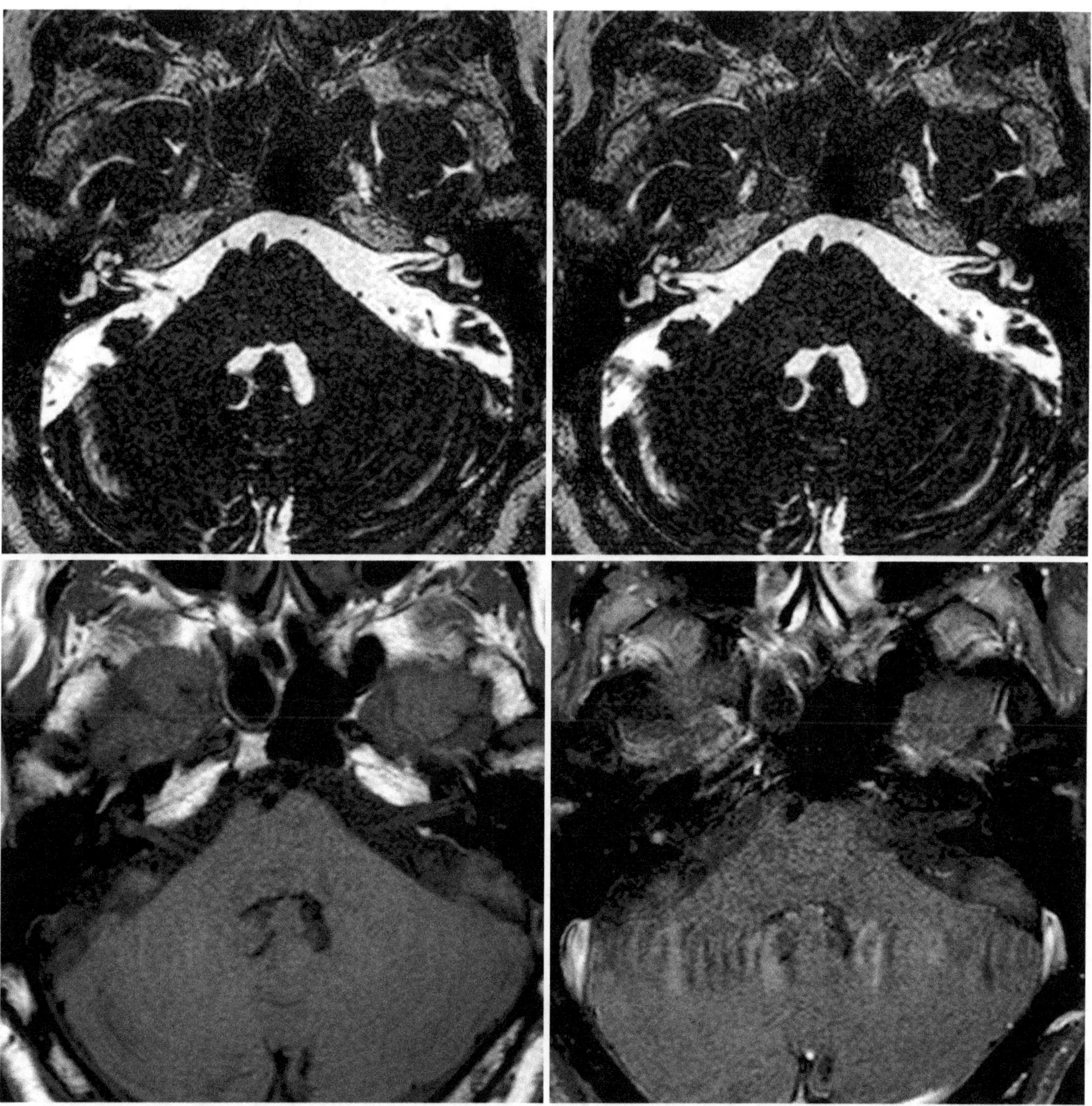

CASO 20

SCHWANNOMA VESTÍBULO-COCLEAR

1. Formação expansiva nodulariforme, de limites bem definidos, com intensidade de sinal heterogêneo, predominando hipersinal em T2 e com intensa impregnação pelo meio de contraste, localizada junto ao trajeto distal do nervo vestibulococlear direito, no fundo do canal auditivo interno correspondente.

2. A neurofibromatose tipo II é uma doença rara cuja grande marca é a presença de schwannomas vestibulares bilaterais.

COMENTÁRIOS

Os schwannomas vestibulares são neoplasias benignas e de crescimento lento que acometem a bainha neural e representam 6 a 8% dos tumores intracranianos e 80% dos tumores do ângulo pontocerebelar, também são conhecidos como schwannomas acústicos ou neuromas acústicos. O pico de apresentação destes tumores é entre 40-60 anos e sem predileção por sexo. A apresentação clínica mais comum é hipoacusia neurossensorial e em casos mais avançados com neuropatia do trigêmeo ou facial.

Os achados nos métodos de imagem correspondem a uma imagem de aspecto expansivo localizada no conduto auditivo interno com extensão medial para o ângulo pontocerebelar. Na RM a lesão apresenta isossinal em T1 e um intenso realce pelo gadolínio nas sequências pós-contraste.

A abordagem terapêutica inclui desde o seguimento com exames de imagem em lesões de pequenas dimensões a remoção cirúrgica ou radioterapia estereotáxica. As indicações de abordagem cirúrgica vão variar de acordo com a localização, tamanho e extensão para estruturas adjacentes.

REFERÊNCIAS

- Lin EP, Crane BT. The management and imaging of vestibular schwannomas. AJNR Am J Neuroradiol. 2017;38(11):2034-43.
- Skolnik AD, Loevner LA, Sampathu DM, et Al. Cranial nerve schwannomas: diagnostic imaging approach. RadioGraphics. 2016;36:1463-77.
-Koontz AN, Wiens AL, Agarwal A, et al. Schwannomatosis: a neurofibromatose overlooked? AJR Am J Roentgenol. 2013;200:W646-W653.

3

OSTEOARTICULAR

Ricardo Mello

Fabiana Corrêa

Gabriela Contarato

Eduardo Valadares

Thomas Zeferino

CASO 21

Paciente do sexo feminino, 15 anos, apresentando fontanela anterior aberta, com aproximadamente 1,5 cm no maior diâmetro.

1. Como é feito o diagnóstico desta rara osteopatia?

2. Qual é o foco do tratamento?

3. Qual o principal diagnóstico diferencial?

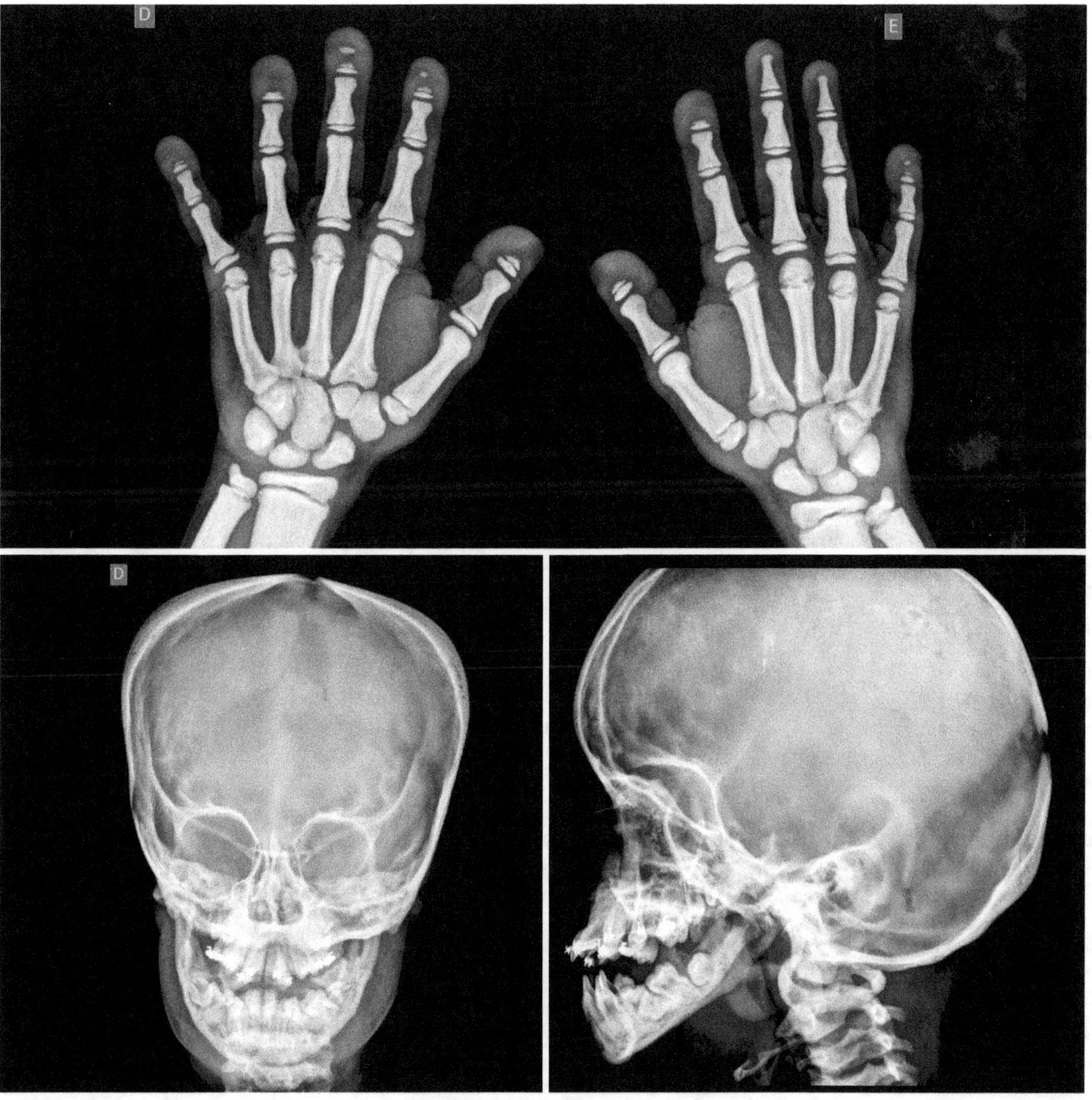

CASO 21

PICNODISOSTOSE

1. O diagnóstico é baseado no conjunto de manifestações clínicas e radiográficas, em que se destacam a baixa estatura, alterações mandibulares e a osteoesclerose, que aumenta o risco de fraturas patológicas.

2. O tratamento é multidisciplinar, baseado na prevenção de fraturas ósseas.

3. Osteopetrose.

COMENTÁRIOS

A picnodisostose (do grego picnos – denso; dis – defeituoso; ostose – osso), também conhecida como Síndrome de Toulouse-Lautrec ou osteopetrose acro-osteolítica, é uma displasia óssea autossômica recessiva rara, caracterizada por baixa estatura e osteoesclerose. Ambos os sexos são igualmente afetados, havendo consanguinidade dos pais em até 30% dos casos. É causada devido à mutação da catepsina K (CK), encontrada no cromossomo 1q21, que é uma protease lisossômica fundamental para o correto funcionamento dos osteoclastos. Quando alterada, a CK não degrada o colágeno tipo I, que representa 95% da matriz óssea orgânica. A contínua formação óssea e a incapacidade de reabsorção resultam numa remodelação óssea alterada, com aumento generalizado da densidade e do volume ósseo, que apresentam esclerose e fragilidade.

Caracteriza-se por baixa estatura importante (<150cm), especialmente dos membros, com osteoesclerose difusa e maior chance de fraturas ósseas em traumas leves, especialmente nos ossos longos. Nas mãos, observa-se idade óssea atrasada, com hipoplasia/aplasia das falanges terminais, semelhante a acro-osteólise. Alterações crânio-faciais incluem ângulo mandibular obtuso, hipoplasia mandibular, hipoplasia dos seios paranasais, atraso no fechamento das fontanelas, suturas cranianas separadas e presença de ossos wormianos na região da sutura lambdoide. Anormalidades dentárias podem estar presentes, com persistência de dentes decíduos e erupção prematura ou retardada de dentes permanentes, o que pode ocasionar desalinhamento dentário e formação de abscessos. Outros achados podem incluir hipoplasia das clavículas, lordose lombar aumentada, esclerose e anomalia de segmentação de vértebras.

Os exames de escolha são a radiografia e a TC, que pode ajudar na melhor caracterização das alterações craniofaciais, com a ajuda de reconstruções multiplanares e volumétricas. O principal diagnóstico diferencial é a osteopetrose, que não apresenta retardo no fechamento das suturas cranianas e nem hipoplasia das clavículas e falanges distais.

REFERÊNCIAS
- Gelb BD, Shi GP, Champman HA, et al. Pycnodysostosis, a lysosomal disease caused by cathepsin K deficiency. Science. 1996;273(5279):1236-8.
- Spranger JW, Brill PW, Poznanski AK. Bone dysplasias, an atlas of genetic disorders of skeletal development. Oxford, England: Oxford University Press, 613 pp., 2002.
- Fleming KW, Barest G, Sakai O. Dental and facial bone abnormalities in pyknodysostosis: CT findings. AJNR Am J Neuroradiol. 2007;28(1):132-4.

CASO 22

Paciente de 67 anos, do sexo feminino, apresentando febre, com dor e inchaço na região inferior do calcanhar.

1. Quais os pacientes mais susceptíveis a esta condição demonstrada na imagem?

2. Qual o principal diagnóstico diferencial?

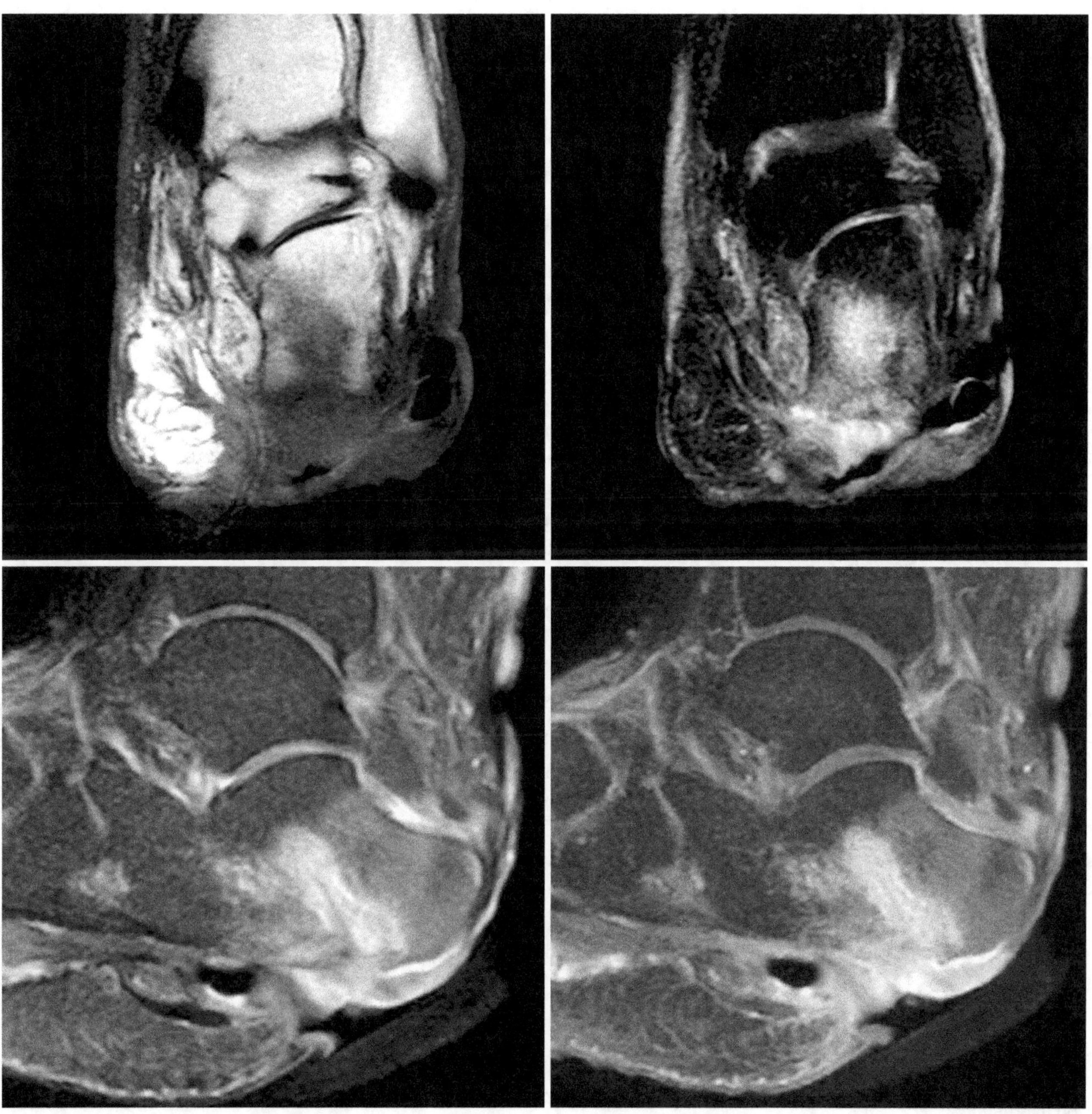

CASO 22

MAL PERFURANTE PLANTAR COM OSTEOMIELITE

1. As úlceras neurotróficas são causadas por neuropatia periférica, encontrada principalmente em pacientes diabéticos e com hanseníase. Outras causas incluem siringomielia e lesões de nervos periféricos, como no etilismo crônico.

2. Fase aguda da neuro-osteoartropatia de Charcot.

COMENTÁRIOS

O pé diabético é a principal causa de amputação do membro inferior e a maior causa de internação de pacientes diabéticos. As alterações e complicações relacionadas ao pé diabético, como osteomielite e neuro-osteoartropatia de Charcot, são associadas com alta morbidade e altos custos para o sistema de saúde. A diferenciação entre estas condições pode representar um desafio diagnóstico e que terá implicações relevantes para o tratamento.

O mal perfurante plantar é uma complicação podal caracterizada por uma úlcera profunda e crônica, gerada em decorrência da alteração ou perda da sensibilidade protetora dos pés (neuropatia periférica) associada ao trauma repetitivo. Isso leva a uma ruptura dos tecidos moles e à formação de uma lesão característica que pode ou não ter comunicação com o compartimento osteoarticular.

A osteomielite no pé diabético é uma infecção do osso que geralmente resulta de contiguidade com uma fissura ou úlcera na pele. O local de maior acometimento não é o médio pé, como acontece na artropatia de Charcot, mas sim nos pontos de maior pressão do antepé (cabeça dos metatarsos e articulações interfalângicas) e do retropé (margem plantar do calcâneo). Nos exames de RM, apenas a intensidade de sinal não permite diferenciar as duas doenças na fase aguda, sendo importante caracterizar a localização principal da alteração, a distribuição no osso ou na articulação, a presença ou não de úlcera na pele e abscessos nas partes moles, que ajudarão a estabelecer o diagnóstico correto.

A neuro-osteoartropatia de Charcot leva à destruição progressiva dos ossos e articulações, sendo primariamente articular e geralmente localizada no médio pé. Nos estágios iniciais a radiografia geralmente não mostra alterações significativas. A RM pode mostrar precocemente edema medular ósseo subcondral, que tipicamente não aparece restrito a um osso mas sim em múltiplos ossos do médio pé, estando os tecidos subcutâneos geralmente preservados. Na fase aguda, que costuma progredir rapidamente, pode haver reabsorção óssea/osteólise, subluxações, erosões condrais e destruição articular. Na fase crônica observa-se esclerose e neoformação óssea, fragmentação óssea, deformidades e possível colapso dos ossos do médio pé (pé em "mata-borrão"). Com a deformidade do arco longitudinal do pé, surge pressão anômala no médio pé, principalmente no cuboide, que favorece o surgimento de ulcerações e consequente aumento da possibilidade de um quadro de osteomielite associada.

REFERÊNCIAS
- Donovan A, Schweitzer ME. Use of MR imaging in diagnosing diabetes-related pedal osteomyelitis. Radiographics. 2010;30(3):723-36.
- Tan PL, Teh J. MRI of the diabetic foot: differentiation of infection from neuropathic change. Br J Radiol. 2007;80(959):939-48.
- Baker JC, Demertzis JL, Rhodes NG, et al. Diabetic musculoskeletal complications and their imaging mimics. Radiographics. 2012;32(7):1959-74.

CASO 23

Paciente do sexo masculino, 89 anos, hígido, com queixa de dor e edema no joelho esquerdo há 8 meses. Nega história de trauma.

1. Qual é a articulação mais frequentemente acometida por esta lesão?

2. Quais são os aspectos de imagem desta lesão nas principais sequências de RM?

3. Cite dois diagnósticos diferenciais.

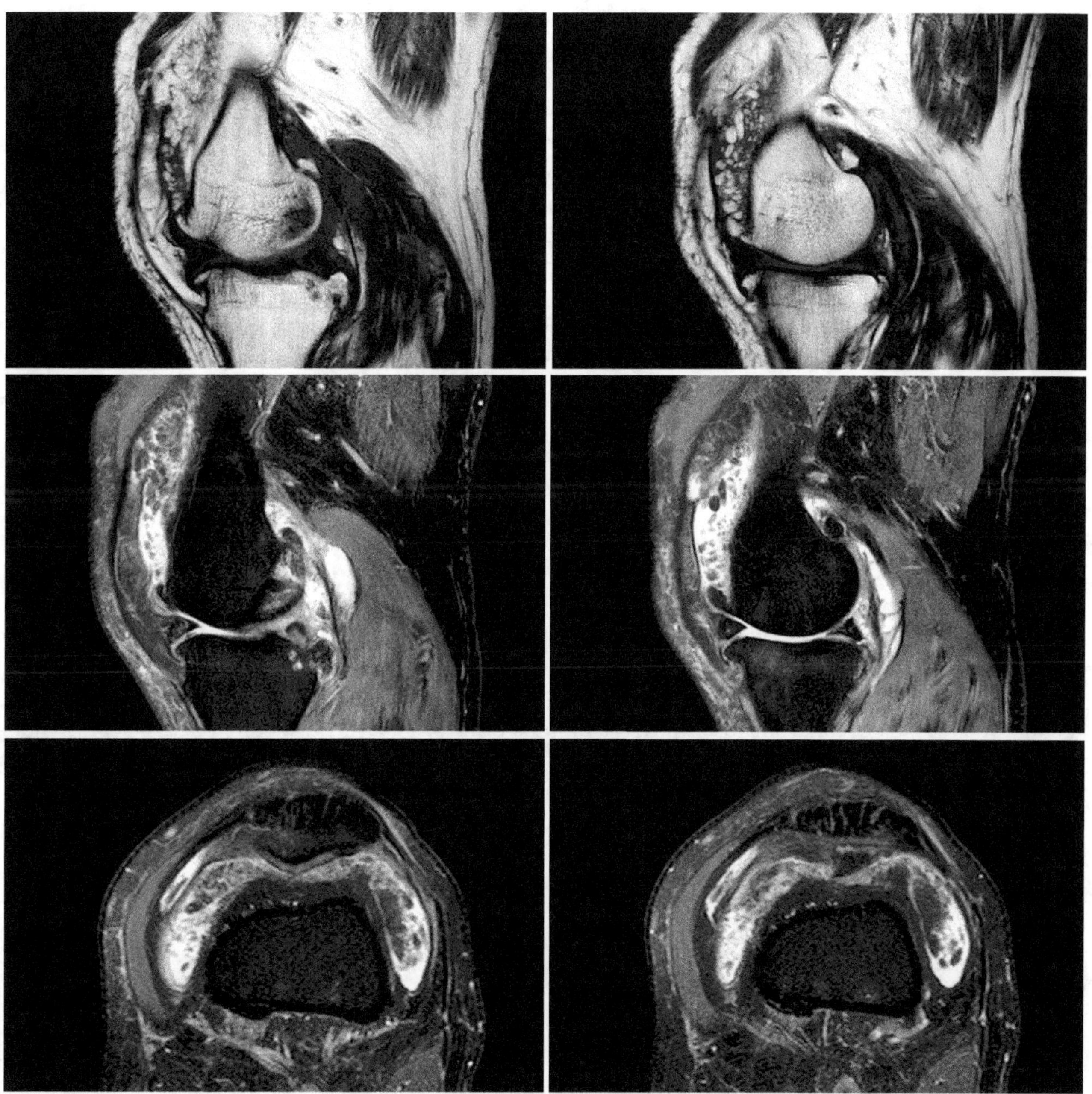

CASO 23

LIPOMA ARBORESCENTE

1. O joelho é a articulação mais frequentemente acometida.

2. Estas lesões se apresentam como massa intra-articular de aspecto frondoso com alto sinal em T1 e T2 e queda de sinal nas sequências com saturação de gordura. Os locais onde há hipertrofia sinovial sem lipossubstituição exibem sinal intermediário ou baixo em T1 e alto sinal em T2, sem realce pós-contraste e sem artefatos de susceptibilidade magnética.

3. Sinovite vilonodular pigmentada e osteocondromatose sinovial.

COMENTÁRIOS

O lipoma arborescente é uma lesão intra-articular rara, que pode acometer qualquer articulação sinovial, sendo o joelho a articulação mais frequentemente envolvida, especialmente na região do recesso suprapatelar. É caracterizada por proliferação benigna das vilosidades da membrana sinovial, com infiltração por células gordurosas maduras. Também é descrita como lipoma sinovial difuso, lipomatose articular difusa ou infiltração gordurosa da membrana sinovial.

Sua etiologia não é bem conhecida, mas acredita-se que seja desencadeada por uma resposta sinovial a condições inflamatórias crônicas, e pode estar relacionada a doenças que cursam com esta história natural, como artrite reumatoide, e também traumatismos ou doenças degenerativas, como a osteoartrite. Afeta tipicamente pacientes entre a quinta e sétima décadas, sem predomínio de gênero. Clinicamente, geralmente se manifesta com edema articular doloroso de crescimento progressivo ao longo dos anos, associado a derrame articular intermitente, além de limitação da amplitude de movimento que está relacionada ao tamanho da lesão.

Os achados radiográficos são inespecíficos, geralmente se apresentando com densificação das partes moles adjacentes à articulação acometida. No estudo por RM estas lesões podem aparecer como proliferações de aspecto frondoso nos casos mais leve ou até formar volumosas massas intra-articulares nos casos mais severos, apresentando sinal semelhante à gordura em todas as sequências. Na maioria dos casos há derrame articular associado.

A condromatose/osteocondromatose sinovial é um dos principais diagnósticos diferenciais, acometendo mais difusamente o joelho mas também o recesso suprapatelar, com sinal intermediário em T1 e graus variáveis de calcificação. Na sinovite vilonodular pigmentada ocorre depósito de quantidade variável de hemossiderina, levando a sinal baixo ou intermediário em T1 e baixo sinal em sequências T2 e gradiente-eco.

REFERÊNCIAS
- Ryu KN, Jaovisidha S, Schweitzer M, et al. MR imaging of lipoma arborescens of the knee joint. AJR. 1996;167:1229-32.
- Coll JP, Ragsdale BD, Chow B, et al. Best cases from the AFIP: Lipoma arborescens of the knees in a patient with rheumatoid arthritis. Radiographics. 2011;31:333-7.
- Vilanova JC, Barceló J, Villalón M, et al. MR imaging of lipoma arborescens and the associated lesions. Skeletal Radiol. 2003;32(9):504-9.

CASO 24

Paciente do sexo feminino, 17 anos, apresentando manchas cutâneas com aspecto café-com-leite no exame físico e história de menarca aos 10 anos de idade.

1. Qual é a tríade clássica desta síndrome?

2. Quais são os ossos mais acometidos?

3. Qual é a disfunção endócrina mais comum nos pacientes acometidos por esta síndrome?

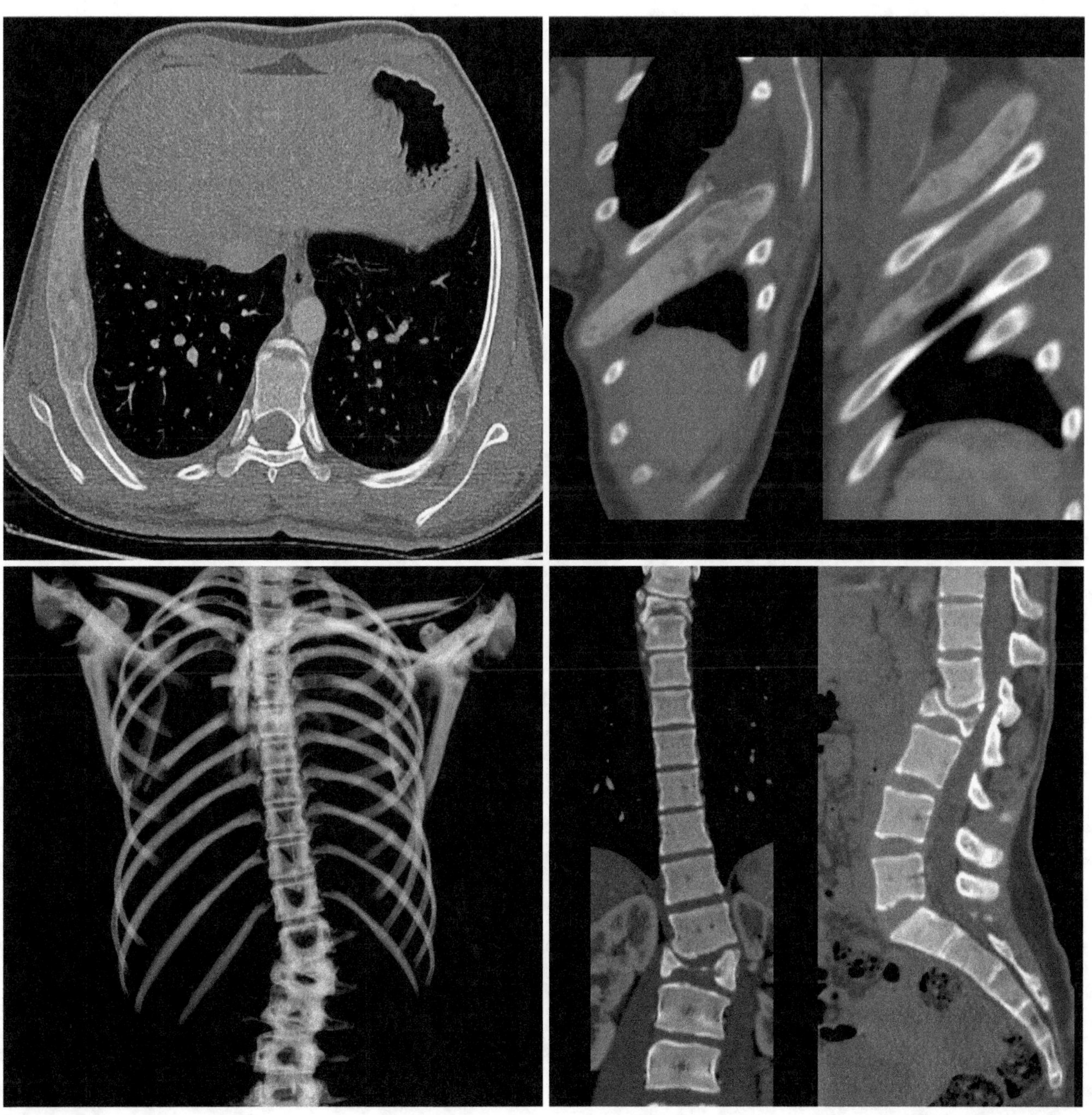

CASO 24

SÍNDROME DE McCUNE-ALBRIGHT

1. Displasia fibrosa poliostótica, manchas cutâneas "café-com-leite" e disfunção endócrina.

2. Os ossos mais acometidos são os da calota craniana e face, os pélvicos, fêmur, tíbia e costelas.

3. A disfunção endócrina mais comum nestes pacientes é a puberdade precoce.

COMENTÁRIOS

A síndrome de McCune-Albright é uma facomatose não hereditária, causada por mutação pós-zigótica no gene GNAS1, caracterizada por tríade de acometimento ósseo, cutâneo e endócrino, que acomete mais frequentemente o sexo feminino. Representa menos de 5% dos pacientes com displasia fibrosa.

As manchas cutâneas hiperpigmentadas ("café-com-leite") são grandes e acometem preferencialmente a região lombossacra e nádegas, com aspecto geográfico, seguindo as linhas embrionárias de migração ectodérmica. Na maioria dos casos não ultrapassam a linha média e têm tendência a unilateralidade. Elas são tipicamente a primeira manifestação da doença, pois estão presentes ao nascimento ou aparecem nos primeiros meses de vida. A disfunção endócrina mais frequente nas pacientes do sexo feminino com displasia fibrosa poliostótica é a puberdade precoce, presente em 65-79% dos casos. Outras alterações endócrinas menos frequentemente encontradas são hipertireoidismo, síndrome de Cushing, gigantismo ptuitário e fosfatúria.

O acometimento ósseo geralmente é ipsilateral às alterações cutâneas e ocorre durante a infância na forma de displasia fibrosa poliostótica, cujo aspecto típico de imagem são múltiplas lesões de origem medular, com substituição da medula óssea normal por tecido fibro-ósseo. As lesões têm aparência multilocular e insuflativa, com afilamento endosteal associado e consequente afilamento cortical, sem reação periosteal. O aspecto radiográfico da displasia fibrosa é variado pois irá depender da proporção entre tecido fibroso e calcificado. Pode variar desde lesões líticas a escleróticas, sendo o achado clássico as lesões intramedulares apresentando matriz com aspecto de vidro fosco. A TC é útil em delinear melhor a extensão das lesões, estudar com mais detalhes as deformidades ósseas e pesquisar áreas de fratura. No curso da doença, a fragilidade óssea relacionada ao afilamento cortical predispõe à ocorrência de múltiplas microfraturas. Pacientes com displasia poliosótica severa frequentemente também apresentam envolvimento da coluna, com presença de escoliose em 40% dos casos.

As lesões da displasia fibrosa são benignas e com raros casos de transformação maligna, razão pela qual o seu tratamento consiste geralmente em procedimento cirúrgico cosmético, visando correção das deformidades e assimetrias, principalmente na região cranio-facial.

REFERÊNCIAS
- Lew PP, Ngai SS, Hamidi R, et al. Imaging of disorders affecting the bone and skin. Radiographics. 2014;34:197-216.
- Defilippi C, Chiappetta D, Marzari D, et al. Image diagnosis in McCune-Albright syndrome. J Pediatr Endocrinol Metab. 2006;19(Suppl 2):561-70.
- Collins MT, Singer FR, Eugster E. McCune-Albright syndrome and the extraskeletal manifestations of fibrous dysplasia. Orphanet Journal of Rare Diseases. 2012;7(1):1-14.

CASO 25

Sexo masculino, 47 anos, com diagnóstico de artrite reumatoide, relatando dor no calcanhar.

1. Qual o ventre muscular acometido?

2. Qual o ramo neural responsável pela sua inervação?

3. Cite 3 fatores predisponentes relacionados com esta lesão.

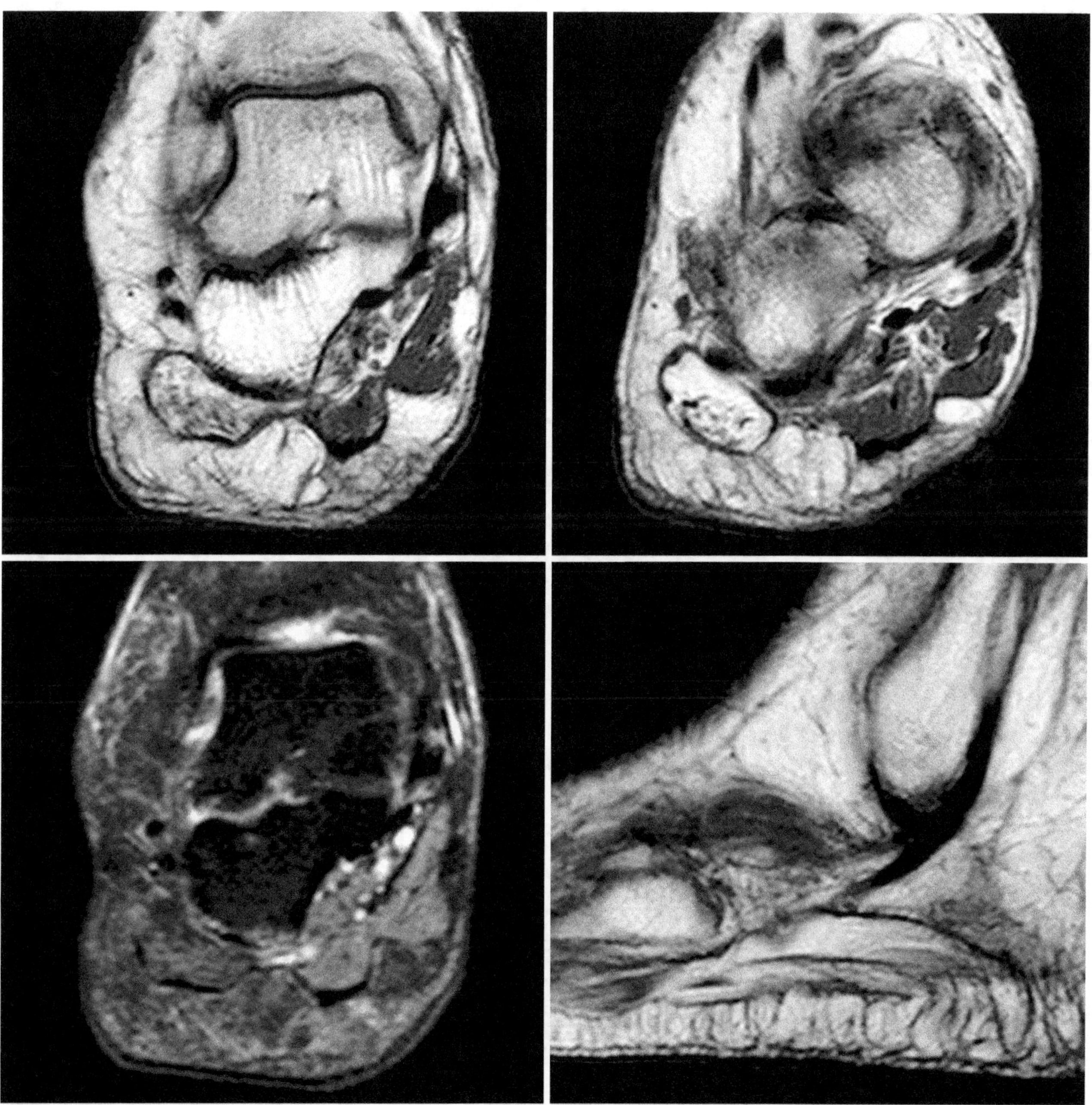

CASO 25

NEUROPATIA DE BAXTER

1. Ventre muscular do abdutor do dedo mínimo.

2. Nervo calcâneo inferior.

3. Esporão plantar no calcâneo, hipertrofia muscular e fasciíte plantar.

COMENTÁRIOS

A neuropatia de Baxter é uma síndrome compressiva do nervo calcâneo inferior (nervo de Baxter), que tipicamente origina-se como primeiro ramo do nervo plantar lateral ou então diretamente do nervo tibial posterior. Tem um trajeto vertical profundamente ao abdutor do hálux, seguido de um trajeto horizontal de medial para lateral, fazendo uma curva de 90 graus passando anterior ao processo medial da tuberosidade calcânea, entre o quadrado plantar dorsalmente e profundamente à fáscia plantar e o flexor curto dos dedos. Com isso, são descritos três principais locais de aprisionamento deste nervo: adjacente ao processo medial da tuberosidade do calcâneo, ao longo da borda medial do músculo quadrado plantar e profundamente à fáscia do músculo abdutor do hálux, principalmente quando encontra-se hipertrofiado.

Clinicamente, pacientes com neuropatia de Baxter podem apresentar dor no calcanhar com irradiação para a porção medial do calcâneo e plantar do pé. Muitos são os pacientes com clínica de dor no calcanhar, que é uma das queixas mais comuns para os ortopedistas, proveniente de diferentes causas como fasciíte plantar, fraturas por estresse, alterações do coxim gorduroso e espondiloartropatias soronegativas. Alguns autores acreditam que esta neuropatia compressiva possa representar até 20% dos casos de dor na região medial do calcanhar. Além da manifestação clínica mais comum que é a dor, também podem apresentar parestesia associada a fraqueza muscular do dedo mínimo. Não há déficit cutâneo sensorial. São descritos alguns fatores que favorecem a compressão do nervo calcâneo inferior: esporões plantares no calcâneo, fasciíte plantar, compressões vasculares, hiperpronação do pé e obesidade.

Nas imagens por RM, podem-se observar as alterações relacionadas à denervação do ventre muscular do abdutor do nervo mínimo. Nas fases aguda/subaguda, tipicamente apresentam alto sinal nas sequências sensíveis à líquido (STIR ou T2/DP com supressão de gordura) e sinal baixo ou normal em T1. Na fase crônica, os achados são de atrofia e lipossubstituição de graus variados do ventre muscular do abdutor do dedo mínimo, demonstrando aumento da intensidade de sinal em T1.

REFERÊNCIAS
- Recht MP, Grooff P, Ilaslan H, et al. Selective atrophy of the abductor digiti quinti: an MRI study. AJR Am J Roentgenol. 2007; 189b(3):W123-7.
- Donovan A, Rosenberg ZS, Cavalcanti CF. MR imaging of entrapment neuropathies of the lower extremity. Part 2. The knee, leg, ankle, and foot. Radiographics. 2010;30(4):1001-19.
- de Mello RAF, Rondina RG, Valim V, et al. Isolated atrophy of the abductor digiti quinti in patients with rheumatoid arthritis. Skeletal Radiol. 2017;46:1715-20.

CASO 26

Paciente do sexo masculino, 51 anos, hipertenso e portador de doença renal crônica não dialítica, em investigação de lombalgia e poliúria. Realizou US de abdome que evidenciou hidronefrose bilateral.

1. Qual é o principal órgão acometido por esta doença?

2. Quais são os outros possíveis órgãos acometidos?

3. Em relação ao acometimento ósseo, quais os principais diagnósticos diferenciais?

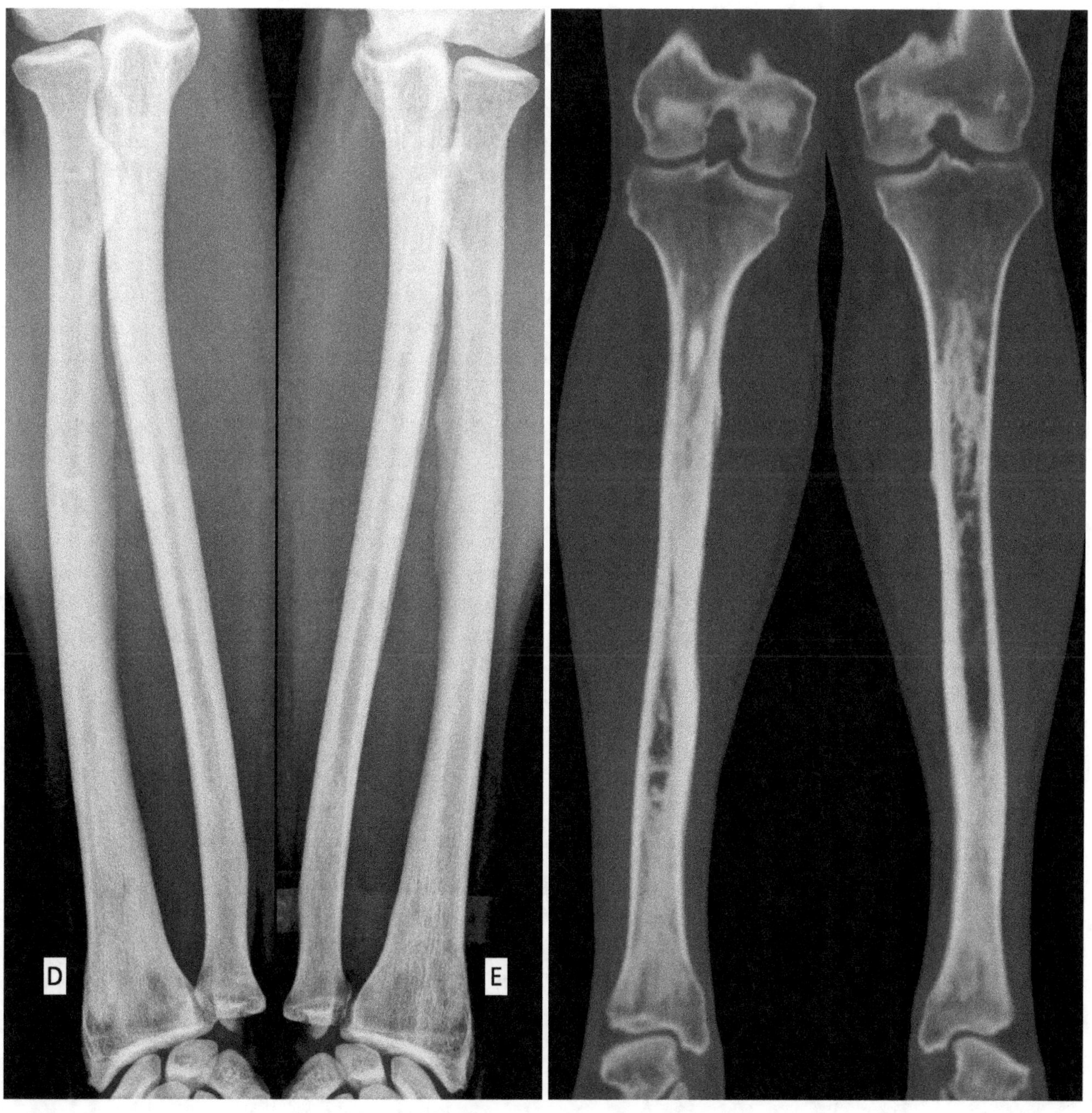

CASO 26

DOENÇA DE ERDHEIM-CHESTER

1. Os ossos são acometidos em pelo menos 96% dos casos.

2. As lesões extra-ósseas acometem principalmente o retroperitôneo, pulmões, pele, coração e grandes vasos, sistema nervoso central e órbitas.

3. Histiocitose de células de Langerhans, doença de Paget, mielofibrose e osteodistrofia renal.

COMENTÁRIOS

A doença de Erdheim-Chester é uma rara histiocitose de células não-Langerhans, de acometimento multissistêmico e caráter não familiar, acometendo adultos na faixa etária entre 40-60 anos, com leve predominância no sexo masculino. Sua etiopatogenia não está bem estabelecida, mas alguns estudos demonstraram aumento anormal da resposta imune via linfócitos T auxiliares, com liberação de citocinas pró-inflamatórias que culmina com o recrutamento e ativação de mastócitos nos tecidos envolvidos.

Os sintomas da doença de Erdheim-Chester são não-específicos e dependerão dos órgãos envolvidos. Sintomas constitucionais como febre, perda de peso e sudorese noturna são comuns, podendo ser confundidos com quadro de tuberculose. O envolvimento ósseo é o mais comum, tornando a dor óssea a principal manifestação clínica na maioria dos casos, embora a maioria das lesões ósseas seja clinicamente silenciosa. O prognóstico está ligado ao acometimento extra-ósseo, e o envolvimento dos sistemas nervoso central e cardiovascular afetam significativamente o prognóstico.

Em relação ao envolvimento ósseo, acomete preferencialmente os ossos longos, principalmente das extremidades inferiores e superiores, e raramente o esqueleto axial. As alterações são tipicamente bilaterais e simétricas, com esclerose cortical e esclerose do osso esponjoso afetando a região metafisária e diafisária, com relativa preservação das epífises. Raramente, pode ser encontrada periostite. Com a progressão do acometimento pode ser observada obliteração da cavidade medular. As características do acometimento ósseo podem ser bem identificadas nos exames de RX e TC. A RM pode ser indicada para a avaliação da extensão do acometimento medular e para identificar osteonecrose associada, que pode surgir tanto pela doença quando como efeito adverso da quimioterapia. Cintigrafia e exames de PET/CT mostram intensa captação do radiofármaco, com o aspecto característico de acometimento bilateral e simétrico nos ossos longos, tendo a vantagem de também poder mostrar a extensão do acometimento extra-esquelético.

REFERÊNCIAS
- Kumar P, Singh A, Gamanagatti S, et al. Imaging findings in Erdheim-Chester disease: what every radiologist needs to know. Pol J Radiol. 2018;83:e54-e62.
- Dion E, Graef C, Miquel A, et al. Bone involvement in Erdheim-Chester disease: Imaging findings including periostitis and partial epiphyseal involvement. Radiology. 2006;238:632-9.
- Antunes C, Graça B, Donato P. Thoracic, abdominal and musculoskeletal involvement in Erdheim-Chester disease: CT, MR and PET imaging findings. Insights Imaging. 2014;5:473-82.

CASO 27

Masculino, 45 anos, refere lombalgia de caráter inflamatório, associada a dor e limitação funcional no ombro esquerdo.

1. Quais os principais diagnósticos diferenciais?

2. Qual a articulação mais acometida nesta doença?

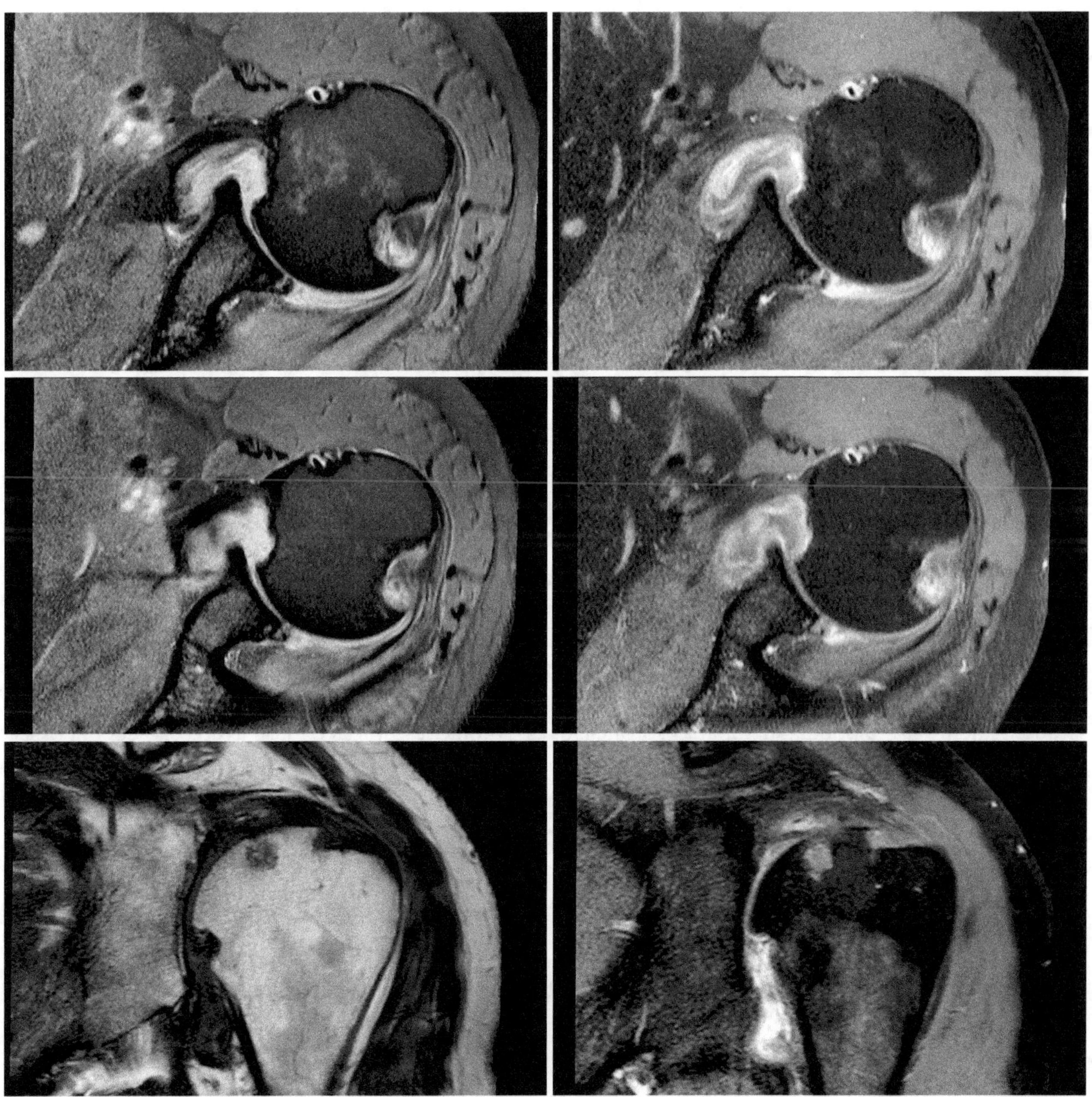

CASO 27

ESPONDILITE ANQUILOSANTE

1. Dentre as espondiloartrites, a artrite psoriática e a espondilite anquilosante (EA) são as que mais frequentemente afetam a articulação gleno-umeral.

2. As articulações sacroilíacas.

COMENTÁRIOS

A EA é uma espondiloartropatia soronegativa, com envolvimento predominante das articulações sacroilíacas e da coluna vertebral. É mais comum em homens (3H:1M) e geralmente se manifesta na terceira década de vida. O antígeno HLA-B27 está presente em até 90% dos casos, e o fator reumatoide é negativo, o que a caracteriza como uma espondiloartropatia soronegativa. Pode estar associada a uveíte anterior (principal manifestação extra-articular), psoríase, colite ulcerativa, doença de Crohn, aortite e mais raramente, amiloidose. O quadro clínico mais típico se caracteriza por dor lombar de caráter inflamatório.

Embora o envolvimento das articulações do esqueleto axial seja mais comum, um grande estudo de prevalência demonstrou acometimento do ombro em cerca de 25% dos pacientes com EA. As alterações mais encontradas foram artrite acrômio-clavicular, tendinopatia e entesite do manguito rotador, entesite na origem clavicular do deltoide e erosões ósseas na cabeça umeral. Em alguns pacientes, pode-se visualizar erosão óssea na porção lateral da tuberosidade maior, chamada de "sinal da machadinha" (hatchet sign), semelhante à lesão de Hill-Sachs, que pode sugerir EA.

Tradicionalmente, a investigação por imagens na EA tem sido feita por estudos radiográficos. O desenvolvimento técnico e o aumento da disponibilidade da RM, permitiram estudar a EA de uma maneira mais abrangente, com diagnóstico mais precoce, mais informações e dados para quantificar a EA, permitindo melhor estabelecimento do diagnóstico, determinação da extensão do acometimento e também monitorar resposta aos tratamentos. Até recentemente, a determinação da atividade da doença na EA estava restrita aos escores baseados em formulários preenchidos pelos pacientes. A RM permite visualização direta das alterações em articulações axiais e periféricas e nas enteses, que ocorrem frequentemente nas espondiloartropatias soronegativas. Alterações típicas da fase aguda são edema ósseo subcondral (osteíte), sinovite, capsulite e entesite. Na fase crônica podem-se encontrar erosões ósseas, erosões condrais, esclerose subcondral, áreas de infiltração gordurosa na medular óssea subcondral e anquilose.

REFERÊNCIAS

- Bennett DL, Ohashi K, El-khoury GY. Spondyloarthropathies: ankylosing spondylitis and psoriatic arthritis. Radiol Clin North Am. 2004;42(1):121-34.
- Lambert RG, Dhillon SS, Jhangri GS, et al. High prevalence of symptomatic enthesopathy of the shoulder in ankylosing spondylitis: deltoid origin involvement constitutes a hallmark of disease. Arthritis Rheum. 2004;51(5):681-90.
- Eksioglu E, Bal A, Gulec B, et al. Assessment of shoulder involvement and disability in patients with ankylosing spondylitis. Rheumatol Int. 2006;27(2):169-73.

CASO 28

Paciente do sexo masculino, 11 anos, com história de nodulações indolores na mandíbula com início aos 4 anos de vida e aumento progressivo.

1. Quais os ossos acometidos?

2. Cite diagnósticos diferenciais que se manifestam com o mesmo padrão de imagem.

3. Em qual faixa etária ela se manifesta?

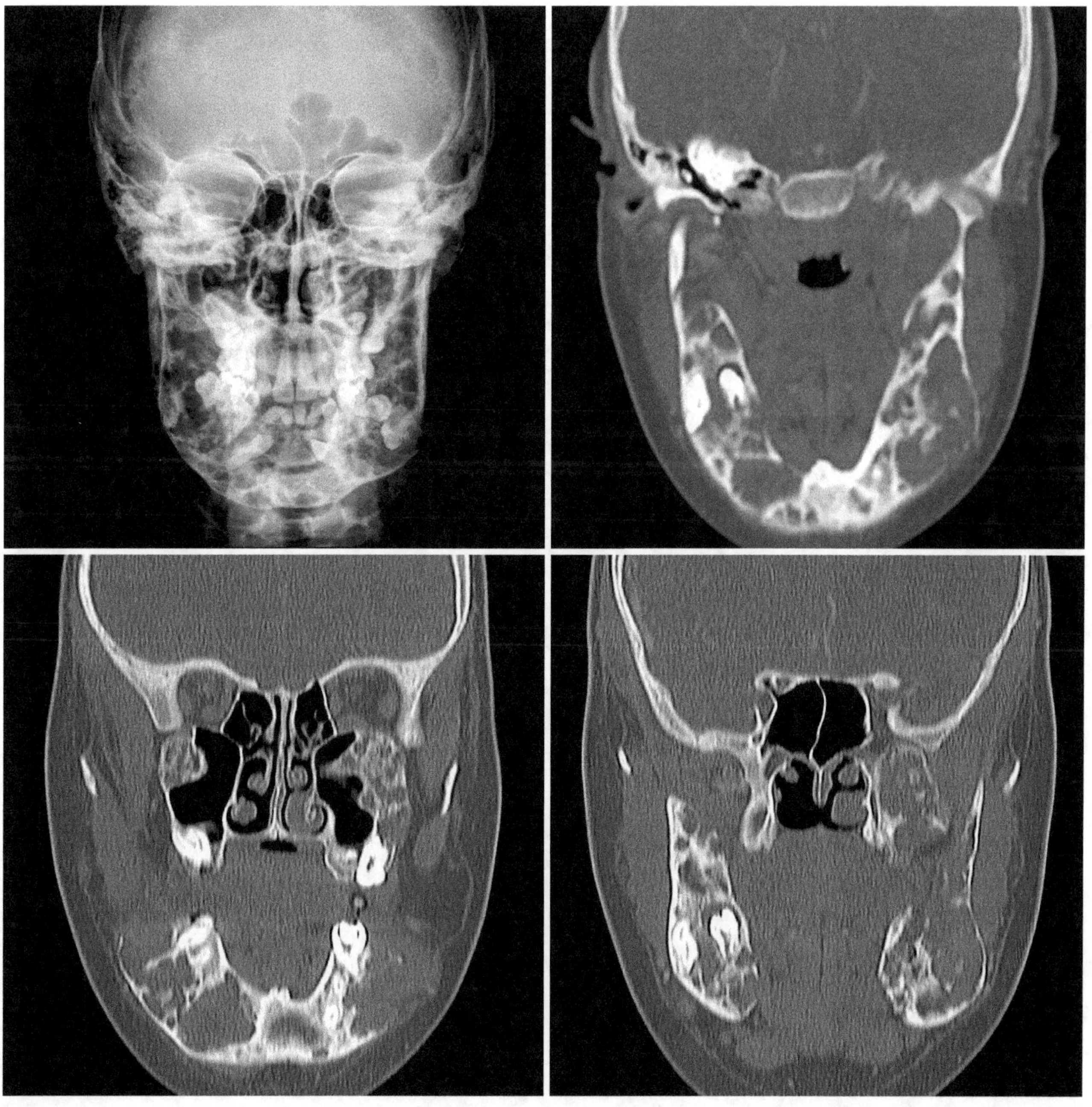

CASO 28

QUERUBISMO

1. Maxila e mandíbula.

2. Os subtipos de displasia fibrosa: monostótica, poliostótica, craniofacial e a síndrome de McCune-Albright.

3. Em crianças e adolescentes.

COMENTÁRIOS

Querubismo é uma doença fibro-óssea benigna rara, auto-limitada, que acomete a maxila e a mandíbula de crianças e adolescentes, de forma bilateral e simétrica. Classicamente tem caráter hereditário de herança autossômica dominante com penetrância de 100% no sexo masculino e 50 a 70% no sexo feminino, embora já existam alguns casos descritos de acometimento com padrão esporádico. Acredita-se que as diferentes manifestações clínicas do querubismo estejam relacionadas às alterações secundárias às mutações ou penetração incompleta.

É uma doença que se manifesta radiograficamente com lesões ósseas líticas insuflativas bem delimitadas na maxila e mandíbula, que determinam afilamento cortical, áreas radiotransparentes de aspecto multilocular e trabecular grosseiro, sem reação periosteal associada. O envolvimento é tipicamente bilateral e difuso, na maioria das vezes de aspecto simétrico. Exames de TC também podem ser úteis, devido à complexidade anatômica dos ossos da face, ajudando a caracterizar o envolvimento ósseo, definir a extensão do acometimento e caracterizar a matriz óssea. Radiologicamente é muito semelhante à displasia fibrosa e anteriormente era classificado como uma forma familiar de displasia fibrosa restrita à mandíbula e maxila. No entanto, análises genéticas mais recentes demonstram que o querubismo resulta de diferentes mutações em relação aos subtipos de displasia fibrosa, sendo considerada uma doença a parte. Outros diagnósticos diferenciais possíveis são os tumores marrons do hiperparatireoidismo, síndrome de Jaffe-Campanacci e cementoma gigantiforme familiar.

O crescimento das lesões do querubismo é indolor e inicia-se usualmente após os 14 meses de vida, seguido de crescimento acelerado em torno de 8-9 anos, progressivamente até os 12 a 15 anos, quando interrompe sua progressão, podendo apresentar regressão parcial ou total na maioria dos casos. Por se tratar de um um quadro autolimitado na maioria dos casos, a correção cirúrgica fica indicada quando há limitações funcionais ou necessidade de correção estética e é realizada após a puberdade.

REFERÊNCIAS

- Beaman FD, Bancroft LW, Peterson JJ, et al. Imaging characteristics of cherubism. AJR Am J Roentgenol. 2004;182:1051-4.
- Wagel J, Luczak K, Hendrich B, et al. Clinical and radiological features of nonfamilial cherubism: A case report. Pol J Radiol. 2012;77(3):53-7.
- Carvalho TN, Araújo Júnior CR, Costa MAB. Querubismo: relato de caso e revisão da literatura com aspectos imaginológicos. Radiol Bras. 2004;37(3):215-7.

CASO 29

Paciente do sexo masculino, 40 anos, apresentando dor crônica na região anterior do tornozelo, com limitação da flexão dorsal.

1. Quais as características de imagem que ajudam na distinção entre a forma primária e secundária desta doença?

2. Ao estudo patológico, esta condição apresenta semelhança com qual lesão neoplásica?

3. Existem formas de apresentação extra-articular desta doença?

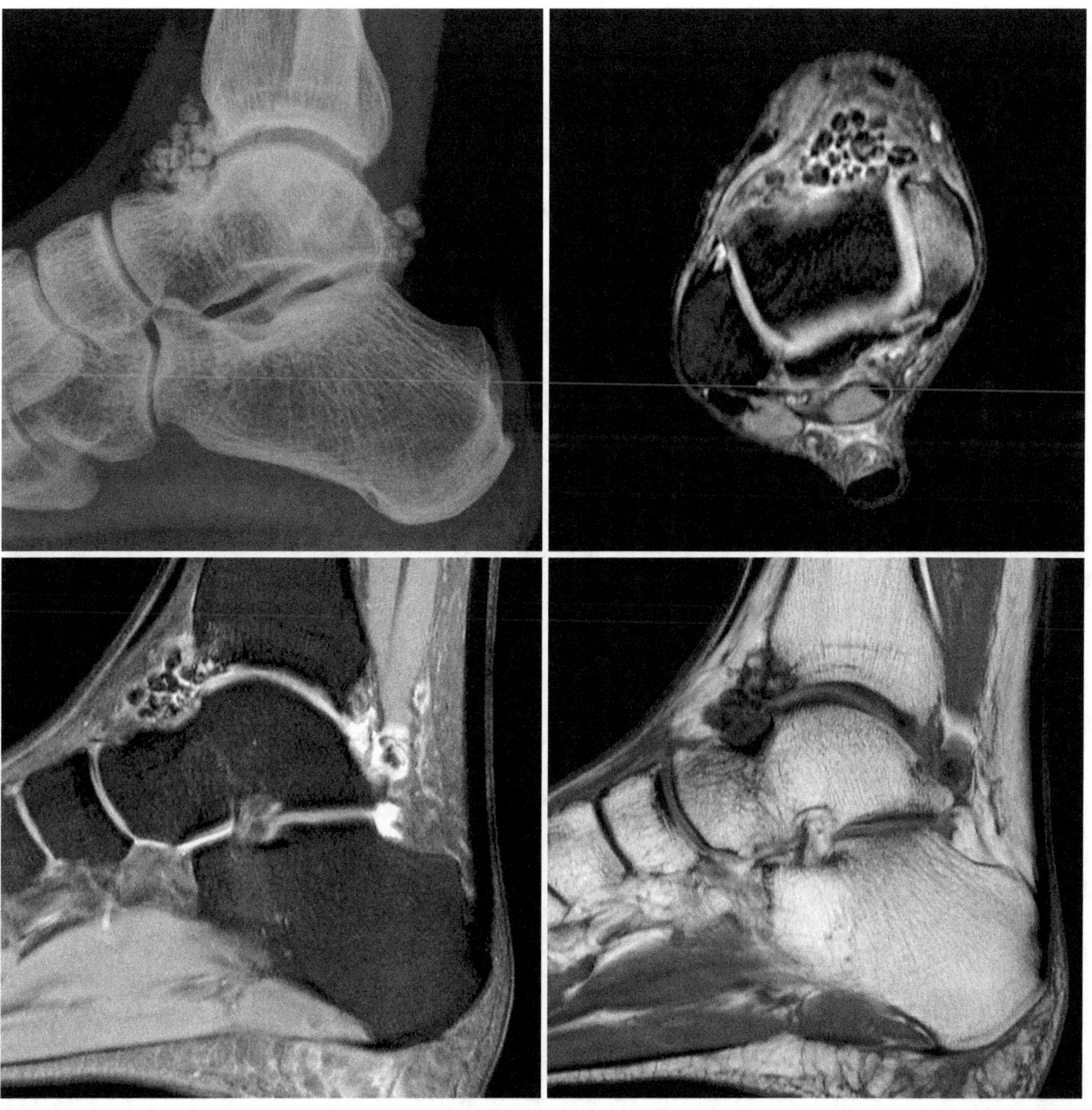

CASO 29

CONDROMATOSE SINOVIAL PRIMÁRIA

1. A forma primária geralmente apresenta-se em pacientes mais jovens, usualmente sem relação com doenças articulares prévias (traumas, doenças degenerativas ou neuropatias), além de apresentar maior número de corpos livres intra-articulares, com dimensões e formato semelhantes. Na forma secundária, observa-se menor quantidade de corpos livres, com formatos e dimensões mais variados.

2. Ao estudo patológico, a condromatose sinovial pode assemelhar-se ao condrossarcoma.

3. Raramente a doença pode ter apresentação extra-articular como em tendões ou bursas.

COMENTÁRIOS

A condromatose sinovial primária, também chamada de Síndrome de Reichel, é um processo neoplásico benigno e incomum caracterizado por metaplasia e proliferação sinovial, que leva ao surgimento de nódulos de cartilagem hialina no tecido sub-sinovial das articulações, bainhas tendíneas ou bursas. Com a progressão da doença, estes nódulos podem se destacar e tornarem-se corpos livres intra-articulares. A doença pode apresentar-se em uma faixa etária ampla, geralmente da terceira à quinta década de vida, sendo os homens mais afetados que as mulheres (relação de 2:1 a 4:1). Clinicamente os pacientes costumam apresentar dor, inchaço e limitação dos movimentos articulares, com progressão lenta dos sintomas por muitos anos, podendo ter derrame articular. Habitualmente, a doença é monoarticular, podendo afetar qualquer articulação, com prevalência nas grandes articulações, sendo os joelhos as articulações mais afetadas, seguidos pelos quadris.

As características de imagem da condromatose sinovial irão variar de acordo com o grau de calcificação dos nódulos articulares. À radiografia, tipicamente notam-se calcificações intra-articulares múltiplas (em 70 a 95% dos casos) com tamanho e formato semelhantes, além de mineralização condroide do tipo arcos e anéis. Erosões ósseas extrínsecas podem ser vistas em 20 a 50% dos casos. A TC demonstra bem os fragmentos intra-articulares calcificados e também as erosões ósseas extrínsecas. Os achados de imagem na RM são variáveis, dependendo do grau de mineralização dos nódulos cartilaginosos, embora o padrão mais comum (77% dos casos) seja de baixo sinal ou sinal intermediário em sequências ponderadas em T1 e marcado alto sinal em sequências ponderadas em T2, com as áreas de calcificações hipointensas. Essas características à RM refletem o alto conteúdo de água das lesões cartilaginosas.

O tratamento da forma primária da condromatose é a sinovectomia com retirada dos fragmentos condrais. As taxas de recorrência são de 3 a 23% dos casos. A transformação maligna para condrossarcoma é rara (3 a 5% dos casos), e apesar da dificuldade na diferenciação com a doença benigna, seu diagnóstico é sugerido por múltiplas recorrências e invasão da medular óssea.

REFERÊNCIAS

- Murphey MD, Vidal JA, Fanburg-Smith JC, Gajewski DA. Imaging of synovial chondromatosis with radiologic-pathologic correlation. Radiographics. 2007;27(5):1465-88.
- Wittkop B, Davies A, Mangham D. Primary synovial chondromatosis and synovial chondrosarcoma: a pictorial review. Eur Radiol. 2002;12:2112-9.
- McCarthy, C., Anderson, W.J., Vlychou, M. et al. Primary synovial chondromatosis: a reassessment of malignant potential in 155 cases. Skeletal Radiol. 2016;45:755-62.

CASO 30

Paciente do sexo feminino, 13 anos, apresentando fraqueza progressiva e simétrica na musculatura das coxas, associada a rash cutâneo na face e nas mãos.

1. Esta doença acomete geralmente qual grupamento muscular do corpo? O que ajuda a diferenciá-la em relação às outras doenças com acometimento semelhante?

2. Quais são os achados de imagem usualmente observados na RM?

3. O prognóstico para desenvolvimento de neoplasias é semelhante na forma juvenil e adulta desta doença?

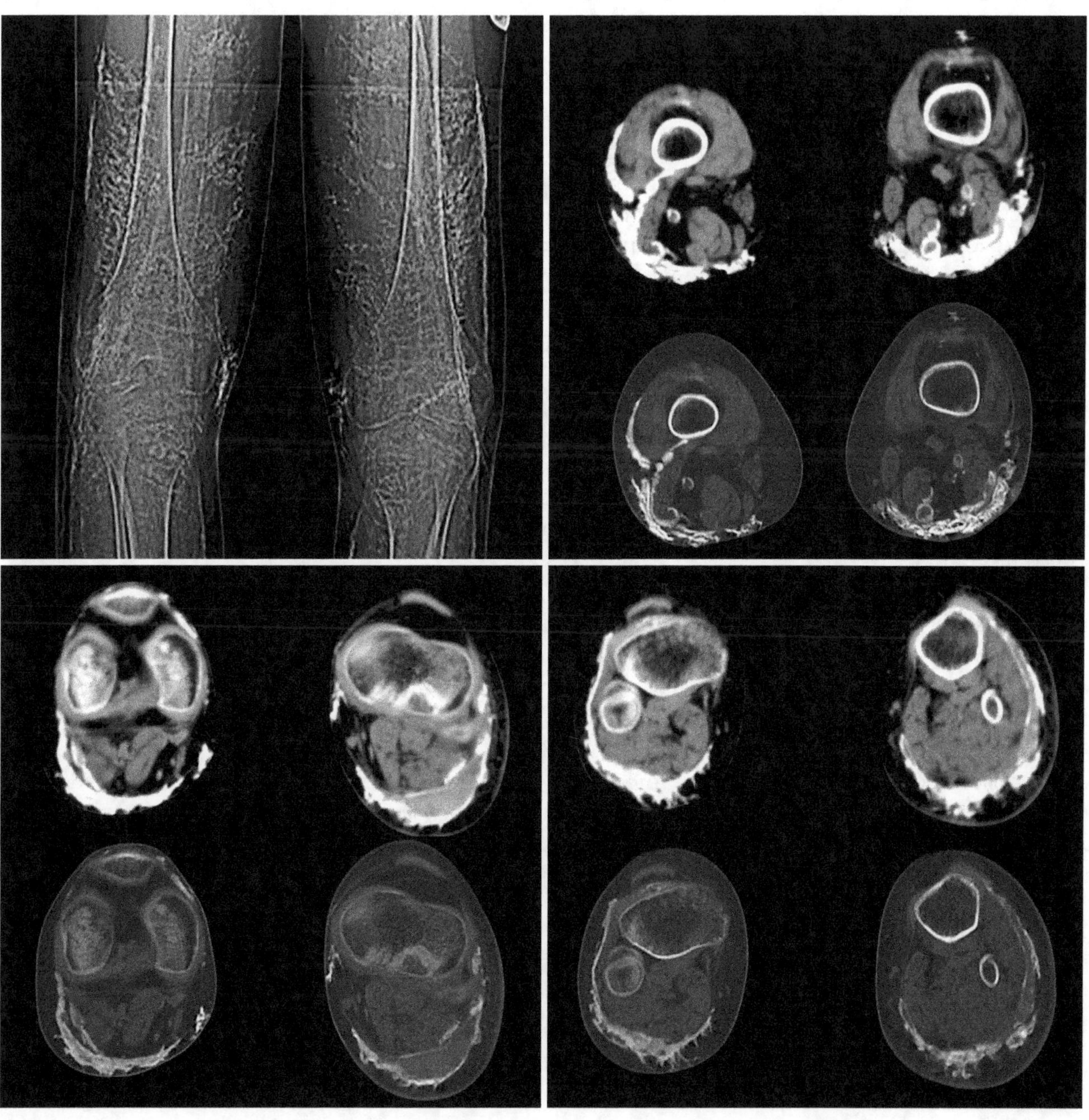

CASO 30

DERMATOMIOSITE JUVENIL

1. A apresentação clássica é de acometimento simétrico dos grupamentos musculares proximais da cintura pélvica e coxa. Na dermatomiosite há acometimento da pele, ao contrário da polimiosite e miosite por corpúsculos de inclusão onde não observa-se este comprometimento.

2. Devido ao processo inflamatório envolvendo os ventres musculares, nota-se hiperintensidade de sinal em sequências ponderadas em T2 nos grupamentos musculares acometidos e edema perimuscular.

3. A forma juvenil da dermatomiosite, assim como a polimiosite, apresenta baixo risco de desenvolvimento de neoplasias, ao contrário da dermatomiosite do adulto em que há aumento da incidência de neoplasias malignas.

COMENTÁRIOS

A dermatomiosite juvenil (DMJ) é uma miopatia inflamatória de provável etiologia autoimune que se inicia antes dos 18 anos de idade, com predomínio no sexo feminino. Dentre as miopatias inflamatórias da infância é a mais comum, embora menos frequente que no adulto. Sua incidência geral é de dois a três casos/milhão de crianças/ano. Difere da forma do adulto pela maior incidência de vasculopatia. Outros órgãos também podem ser afetados, como trato gastrintestinal, coração e pulmões. Fraqueza muscular proximal e rash cutâneo violáceo são achados típicos, que podem estar associados a outras manifestações clínicas como disfagia, mialgia, febre e perda de peso. Calcinose de partes moles pode ocorrer em 30 a 70% dos casos.

O diagnóstico é geralmente baseado na apresentação clínica típica, presença de enzimas musculares séricas elevadas, alterações na eletroneuromiografia e biópsia muscular. O prognóstico da DMJ é muito variável, desde uma doença auto-limitada com morbidade transitória até a cronicidade da doença, podendo raramente levar à morte. O curso da doença tem sido categorizado em limitado, crônico e crônico ulcerativo.

Os achados de imagem característicos de DMJ na RM são edema muscular, edema perimuscular, alteração de sinal nas fáscias, realce pós-contraste nos músculos afetados e áreas reticuladas de alto e baixo sinal no tecido subcutâneo. São achados inespecíficos que devem ser considerados junto com o contexto clínico do paciente. A RM é usada principalmente para avaliar extensão da doença e guiar o local da biópsia. Na fase crônica, a RM identifica atrofia e lipossubstituição do músculos acometidos, melhor observados nas sequências T1. É importante saber que a extensão e severidade dos achados nos músculos e nas fáscias não se correlacionam com o curso da doença na infância. As crianças são mais suscetíveis a desenvolver calcinose, vasculopatia e ulcerações, contudo possuem um prognóstico melhor que os adultos nos quais a doença comumente complica com neoplasias malignas e doença pulmonar.

REFERÊNCIAS
- Neto NSR, Goldenstein-Schainberg C. Dermatomiosite juvenil: revisão e atualização em patogênese e tratamento. Rev Bras Reumatol. 2010;50(3):299-312.
- Guimarães JB, Nico MA, Omond AG, et al. Diagnostic imaging of inflammatory myopathies: new concepts and a radiological approach. Curr Rheumatol Rep. 2019;21:8.
- Ladd PE, Emery KH, Salisbury SR, et al. Juvenile dermatomyositis: correlation of MRI at presentation with clinical outcome. AJR Am J Roentgenol. 2011;191(1):w153-8.

4

TÓRAX

Ricardo Mello

Fabiana Corrêa

Larissa Martins

Larissa Santana

Rodrigo Baptista

CASO 31

Paciente de 71 anos, com quadro de tosse e dispneia, em investigação de nódulo pulmonar.

1. Qual o mais provável sítio primário desta doença?

2. Cite hipóteses diagnósticas que são compatíveis com este padrão.

3. A fibrose pulmonar é uma forma de complicação comum?

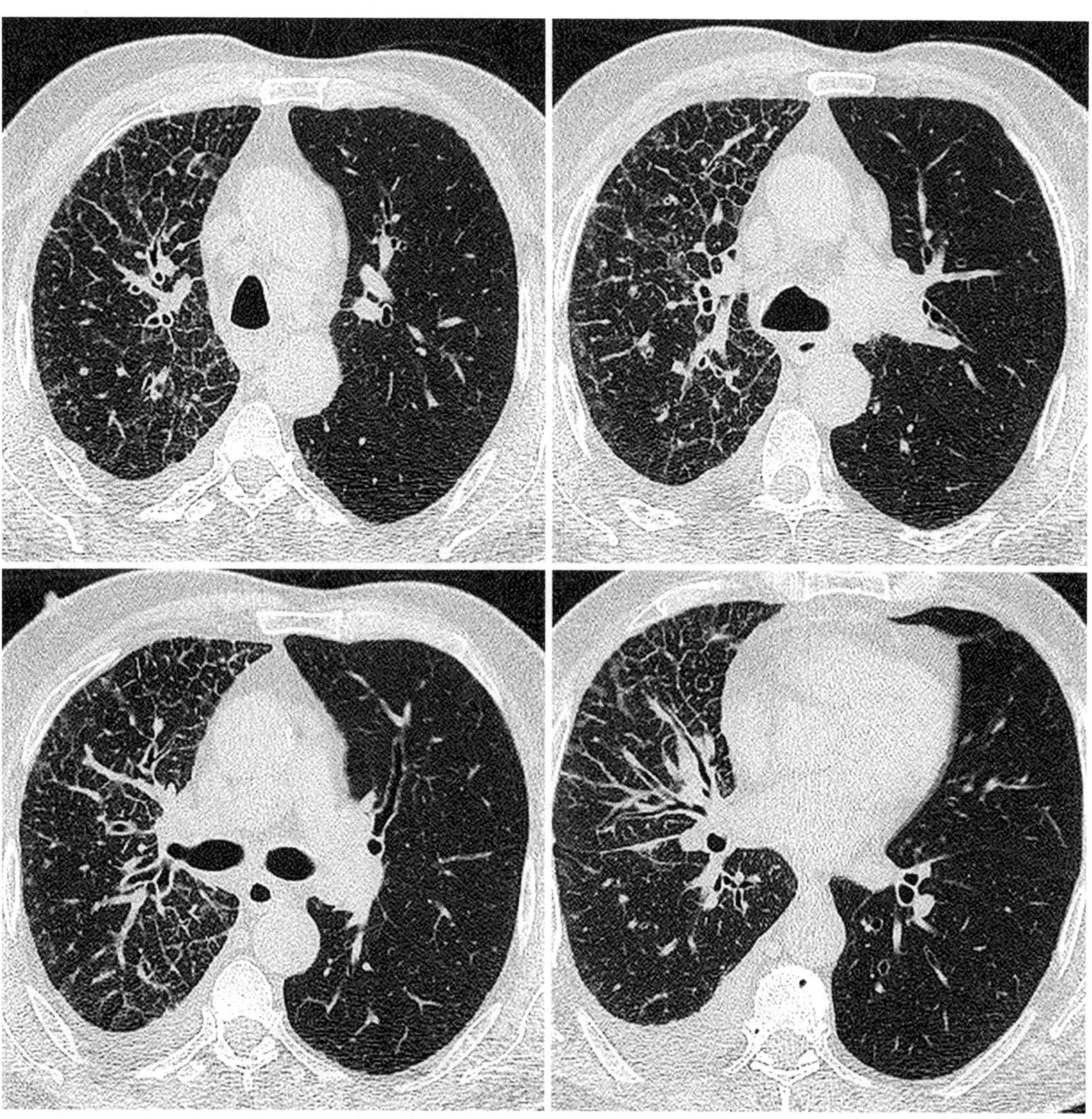

CASO 31

LINFANGITE CARCINOMATOSA

1. A disseminação linfática pode ser proveniente de diferentes sítios, porém na maioria das vezes vai estar relacionada ao adenocarcinoma de pulmão.

2. Os principais diagnósticos diferenciais são sarcoidose, silicose, edema pulmonar, sarcoma de Kaposi e proteinose alveolar.

3. Na maioria dos casos de linfangite carcinomatosa uma das principais características é a preservação da arquitetura pulmonar, sendo raros os casos que podem evoluir para fibrose.

COMENTÁRIOS

A linfangite carcinomatosa é uma neoplasia do sistema linfático pulmonar por disseminação de um sítio primário como mama, pâncreas, próstata, estômago, mas principalmente de adenocarcinoma pulmonar.

O acometimento da doença ocorre de forma não uniforme, principalmente pelos diferentes padrões de disseminação linfática ou hematogênica. As alterações acometem as estruturas periféricas linfáticas dos lóbulos pulmonares secundários, preservando a arquitetura pulmonar. A fisiopatologia tem como causa a infiltração direta das células tumorais, reação desmoplásica, edema causado por obstrução linfática ou mesmo a combinação destes fatores.

Os achados tomográficos da linfangite carcinomatosa são o espessamento de fissura interlobar, espessamento de septos interlobulares, nódulos subpleurais e, em alguns casos pode ocorrer derrame pleural e linfonodomegalia peri-hilar e mediastinal. Os principais diagnósticos diferenciais são sarcoidose, silicose, edema pulmonar e proteinose alveolar.

A doença tem um péssimo prognóstico estimado em 15% em 6 meses, sendo que somente 38% dos casos respondem à quimioterapia.

REFERÊNCIAS
-Edson M, Klaus LI, Souza Jr, Soares A. Neoplasias pulmonares difusas: correlação da tomografia computadorizada de alta resolução com a anatomopatologia. Radiologia Brasileira. 2020;35(4):225-33.
-Charest M, Armanious S. Prognostic implication of the lymphangitic carcinomatosis pattern on perfusion lung scan. Can Assoc Radiol J. 2012;63(4):294-303.
-Prakash P, Kalra MK, Sharma A, et al. FDG PET/CT in assessment of pulmonary lymphangitic carcinomatosis. AJR Am J Roentgenol. 2010;194(1):231-6.

CASO 32

Paciente do sexo feminino, 41 anos, com queixa de febre, tosse seca e dispneia há 4 dias, com piora nas últimas 24 horas. História de viagem à Itália na primeira semana de março de 2020.

1. Como a história clínica pode auxiliar no diagnóstico proposto?

2. Quais os principais achados de imagem?

3. Quais os diagnósticos diferenciais mais relevantes?

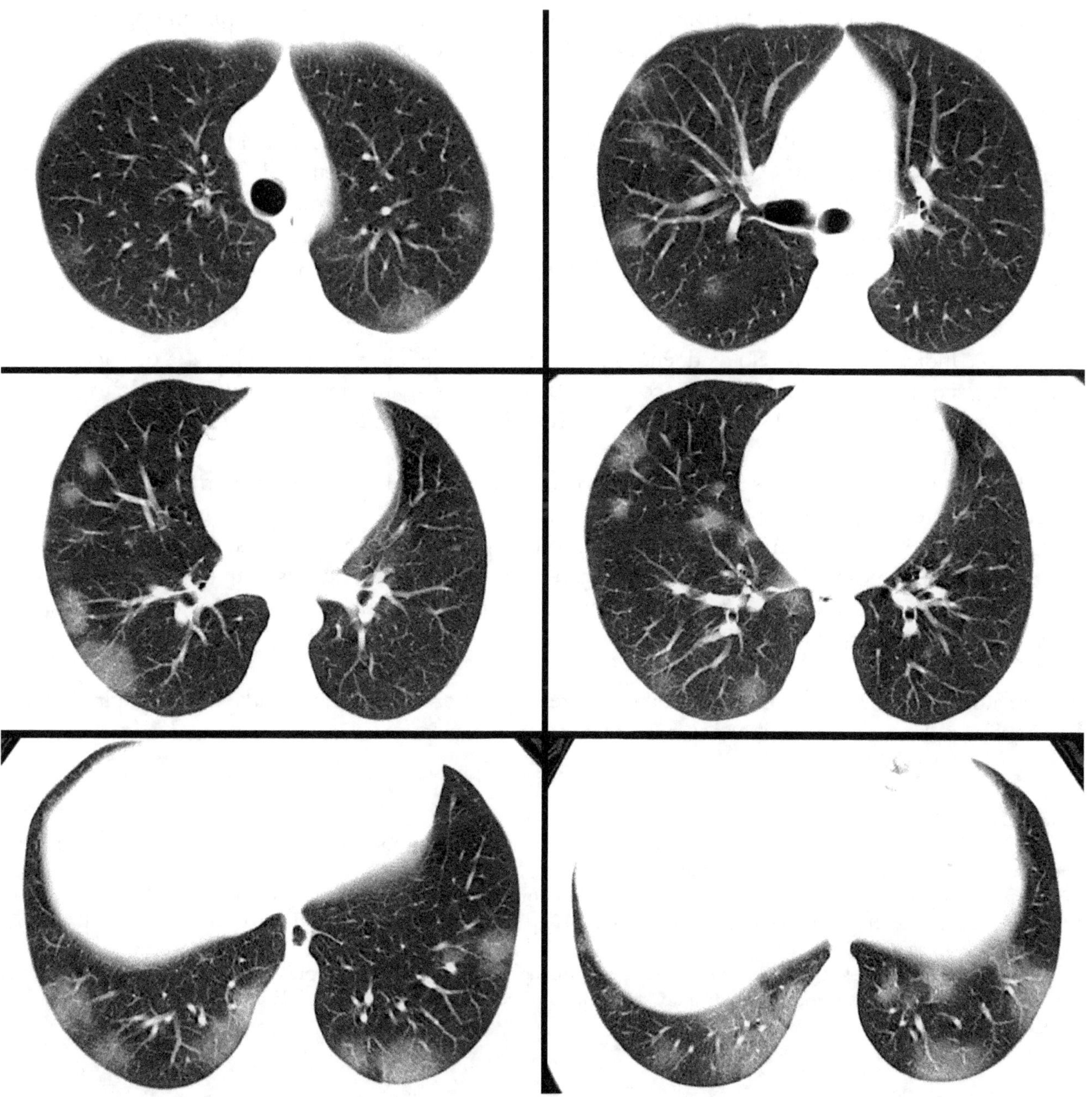

CASO 32

PNEUMONIA POR COVID-19

1. Em março de 2020 a Itália apresentava números crescentes de infecção por COVID-19, nesse contexto epidemiológico e com o quadro clínico de febre, tosse seca e dispneia, COVID-19 torna-se a principal hipótese diagnóstica.

2. Os principais achados de imagem são: opacidades em vidro fosco bilaterais e periféricas e espessamentos de septos interlobares.

3. Pneumonia viral de outra etiologia como Influenza, SARS-CoV e MERS, pneumonia bacteriana atípica, edema pulmonar, pneumonia induzida por drogas e doença pulmonar intersticial.

COMENTÁRIOS

A pneumonia por COVID-19, causada pelo vírus SARS-CoV-2, foi inicialmente identificada em Wuhan, China em dezembro de 2019 e foi reconhecida como pandemia em março de 2020 pela Organização Mundial da Saúde. O quadro clínico varia desde pacientes assintomáticos a casos graves de pneumonia. Os pacientes geralmente são assintomáticos ou com sintomas inespecíficos, como tosse, febre e dispneia. O diagnóstico definitivo se faz com teste RT-PCR que possui alta especificidade porém baixa sensibilidade (60-70%).

A TC não é indicada para rastreio da doença mas é o método de imagem de escolha para os pacientes do grupo de risco, pacientes com infecção confirmada que apresentam piora do padrão respiratório e em pacientes com forte suspeita de infecção por COVID-19 com sintomas moderados/graves.

Os achados de imagens são inespecíficos mas no contexto de pandemia, corroboram para o diagnóstico quando presentes. O padrão de imagem mais comumente observado é caracterizado por opacidades em vidro fosco bilaterais, subpleurais e com distribuição periférica nos quadros iniciais, podendo evoluir com pavimentação em mosaico, focos de consolidação, espessamento broncovascular e bronquiectasias de tração. Dentre os achados atípicos observa-se derrame pleural, linfonodomegalia mediastinal, micronódulos, pneumotórax e cavitações.

Nos relatórios médicos tem sido recomendado relatar a porcentagem estimada de acometimento do parênquima pulmonar para melhor acompanhamento dos pacientes.

REFERÊNCIAS
- Chen N, Zhou M, Dong X, et al. Epidemiological and clinical characteristics of 99 cases of 2019 novel coronavirus pneumonia in Wuhan, China: a descriptive study. Lancet. 2020;395(10223):507-5013.
- Foust AM, Phillips GS, Chu WC, et al. International Expert Consensus Statement on Chest Imaging in Pediatric COVID-19 Patient Management: Imaging Findings, Imaging Study Reporting and Imaging Study Recommendations. Radiology: Cardiothoracic Imaging. 2020;2(2).
- Li X, Fang X, Bian Y, et al. Comparison of chest CT findings between COVID-19 pneumonia and other types of viral pneumonia: a two-center retrospective study [published online ahead of print, 2020 May 12]. Eur Radiol. 2020;1-9.

CASO 33

Paciente masculino, 37 anos, com dispneia aos médios esforços há 5 anos. Ex-tabagista (1,5 anos-maço), com história de exposição ocupacional à sílica.

1. Quais são os achados de imagem?

2. Qual é a forma da doença neste caso?

3. Há necessidade de confirmação histopatológica? Em que casos ela se torna necessária?

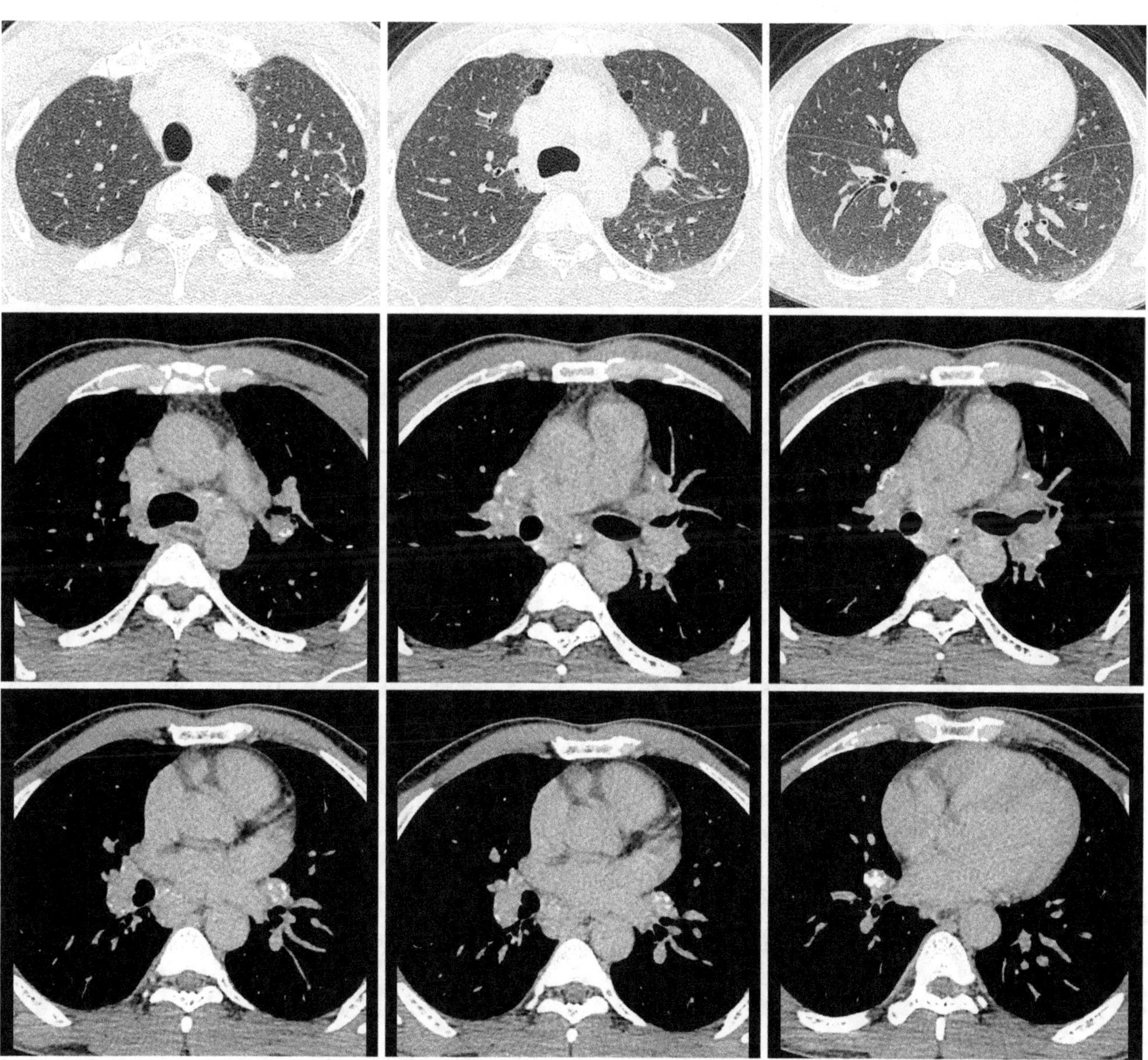

CASO 33

SILICOSE

1. Linfonodomegalia mediastinal e hilar bilateral, com alguns focos de calcificações periféricas. Enfisema parasseptal nos lobos superiores.

2. Forma crônica.

3. Não. O diagnóstico é baseado nos achados tomográficos associados à história de exposição ocupacional detalhada. A comprovação histopatológica só está indicada na presença de alterações radiológicas com ausência de história ocupacional que sugiram a associação, ou ainda, em casos de litígios judiciais para comprovação diagnóstica.

COMENTÁRIOS

A silicose é a mais frequente das pneumoconioses e tem como principal substrato patológico a fibrose intersticial pulmonar. A doença é induzida pela inalação da sílica ou silicatos em atividades ocupacionais como moagem de rochas e jateamento de areia. São comuns associações com DPOC, câncer de pulmão, doenças autoimunes, do colágeno, renal crônica e infecciosas (tuberculose e fúngicas). Pode apresentar-se de três formas distintas: aguda, acelerada e crônica. O diagnóstico baseia-se na história de exposição ocupacional associada aos achados de TC de alta resolução (TCAR).

A forma crônica, mais comum, decorre de longa exposição a menores concentrações de poeira. Inicialmente, observam-se micronódulos predominantemente centrolobulares à TCAR, com tendência a confluir e formar opacidades maiores, até grandes massas fibróticas com calcificações, que, por tração, geram aumento irregular do espaço aéreo adjacente. Também são comumente observados enfisema centrolobular e linfonodomegalias hilar e mediastinal calcificadas, podendo assumir aspecto em "casca de ovo". O acometimento pulmonar inicial é peribronquiolar, evoluindo para um acometimento das áreas posteriores dos lobos superiores em maior proporção (locais de drenagem linfática menos eficiente), de forma que o exame de TCAR realizado em decúbito ventral torna-se mais adequado nesse contexto.

A forma acelerada ocorre após anos de intensa exposição ocupacional e tem achados de imagem semelhantes aos da forma crônica, com rápida progressão clínica. A forma aguda (silicoproteinose) ocorre após pouco tempo de exposição a altas concentrações da sílica/silicatos e se apresenta à TCAR com padrão de "pavimentação em mosaico".

REFERÊNCIAS
- Terra Filho M, Santos UP. Silicose. Jornal Brasileiro de Pneumologia. 2006;32(Supl 1):S41-S7.
- Meirelles GSP, Kayakama JI, Rodrigues RT. Imagem nas doenças ocupacionais pulmonares. Jornal Brasileiro de Pneumologia, 2006; 32(Supl 2):S103-S11.
- Marchiori E, Dantas MCH, Nobre LF. Silicose: correlação da tomografia computadorizada de alta resolução com anatomopatologia. Radiologia Brasileira. 2001;34(1):1-6.

CASO 34

Paciente feminina, 41 anos, com história de dispneia aos grandes esforços há onze meses, progressiva, além do surgimento recente de lesões cutâneas nodulares e em placa, eritematosas, com dor e calor local, principalmente nos membros inferiores.

1. Quais são os achados de imagem? Em que estádio radiográfico poderiam estar inseridos?

2. Como se denomina esse tipo acometimento cutâneo? Quais são as outras formas mais comuns de acometimento extrapulmonar?

3. A paciente possui fatores de risco para a doença?

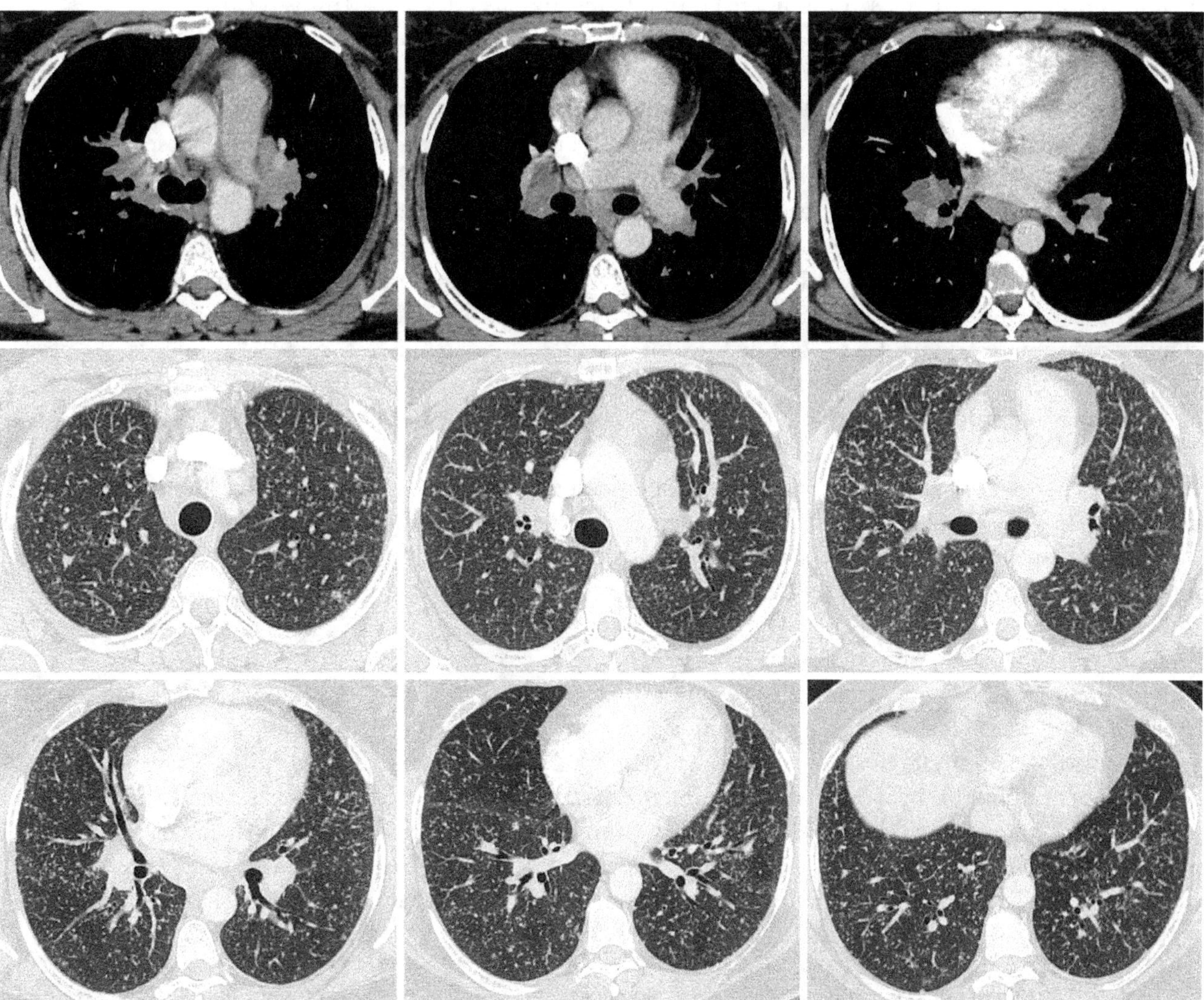

CASO 34

SARCOIDOSE

1. Múltiplos micronódulos pulmonares com distribuição linfática, espessamento irregular e nodular das fissuras e extensa linfonodomegalia hilar bilateral e mediastinal. Apesar de o estadiamento na sarcoidose ser radiográfico, a paciente possui acometimento linfonodal hilar e mediastinal além de acometimento parenquimatoso pulmonar, o que a incluiria no estádio II.

2. Eritema nodoso, que é a forma mais comum de acometimento cutâneo na sarcoidose. Além do acometimento cutâneo, também são comuns o acometimento ocular/orbitário (principalmente na forma de uveíte anterior bilateral e envolvimento de glândulas lacrimais) e osteoarticular.

3. Sim. A doença ocorre mais comumente em mulheres, na faixa de 20 a 40 anos de idade.

COMENTÁRIOS

A sarcoidose é uma doença granulomatosa multissistêmica de origem desconhecida. Pode se apresentar em todas as idades, mas é mais comum dos 20 aos 40 anos, com discreto predomínio no sexo feminino. Sua morbi-mortalidade relaciona-se principalmente ao acometimento pulmonar, presente em 90% dos pacientes. Embora possa afetar outros órgãos como fígado, baço, coração e rins, os mais comumente comprometidos são pele, na forma de eritema nodoso, olhos, na forma de uveíte anterior bilateral e articulações. A presença de artralgia, eritema nodoso e linfonodomegalia hilar bilateral configura a síndrome de Löfgren. Pacientes acometidos podem ser assintomáticos ou apresentar manifestações clínicas pulmonares como tosse, dispneia e dor torácica ou sistêmicas como fadiga, perda de peso e sudorese noturna. A doença tem curso variável, podendo haver remissão completa ou desenvolvimento de doença crônica grave.

A sarcoidose torácica pode ser estadiada radiograficamente em cinco padrões: 0: radiografia normal; I: linfonodomegalias mediastinais/hilares sem alterações pulmonares; II: linfonodomegalias mediastinais/hilares com alterações pulmonares; III: alterações pulmonares sem linfonodomegalias mediastinais/hilares; IV: fibrose pulmonar avançada com ou sem linfonodomegalias.

Granulomas não caseosos desenvolvem-se no interstício perilinfático, principalmente nos terços superiores e médios dos pulmões. Na TCAR estas lesões traduzem-se como nódulos sólidos, principalmente de distribuição perilinfática, que podem formar pseudoplacas subpleurais por aglomeração e até mesmo assumir padrão miliar. O padrão mais comum de linfonodomegalia é de aumento bem definido, bilateral e simétrico hilar e paratraqueal direito. Linfonodomegalia hilar bilateral, isoladamente ou em combinação com a linfonodomegalia mediastinal, ocorre em cerca de 95% dos pacientes acometidos por sarcoidose. Linfonodomegalias mediastinais e hilares são frequentemente calcificadas, podendo assumir padrão amorfo ("icing sugar") ou de calcificações em "casca de ovo".

REFERÊNCIAS
- Nóbrega BB, Meirelles GSP, Szarf G, et al. Sarcoidose pulmonar: achados na tomografia computadorizada de alta resolução. Jornal Brasileiro de Pneumologia. 2005;31(3):254-60.
- Miller BH, Rosado-de-christenson ML, Mcadams HP, et al. Thoracic sarcoidosis: radiologic-pathologic correlation. Radiographics. 1995;15(2):421-37.
- Criado E, SáNchez M, RamíRez J, et al. Pulmonary sarcoidosis: typical and atypical manifestations at high-resolution CT with pathologic correlation. Radiographics. 2010;30(6):1567-86.

CASO 35

Paciente feminina, 69 anos, hipertensa e tabagista pesada, procurou atendimento médico por quadro de dispneia, tosse e caquexia. História prévia de derrame pleural.

1. Qual o principal fator de risco e os achados de imagem?

2. Qual a manifestação clínica clássica desta doença?

3. Quais os tipos histológicos mais comuns?

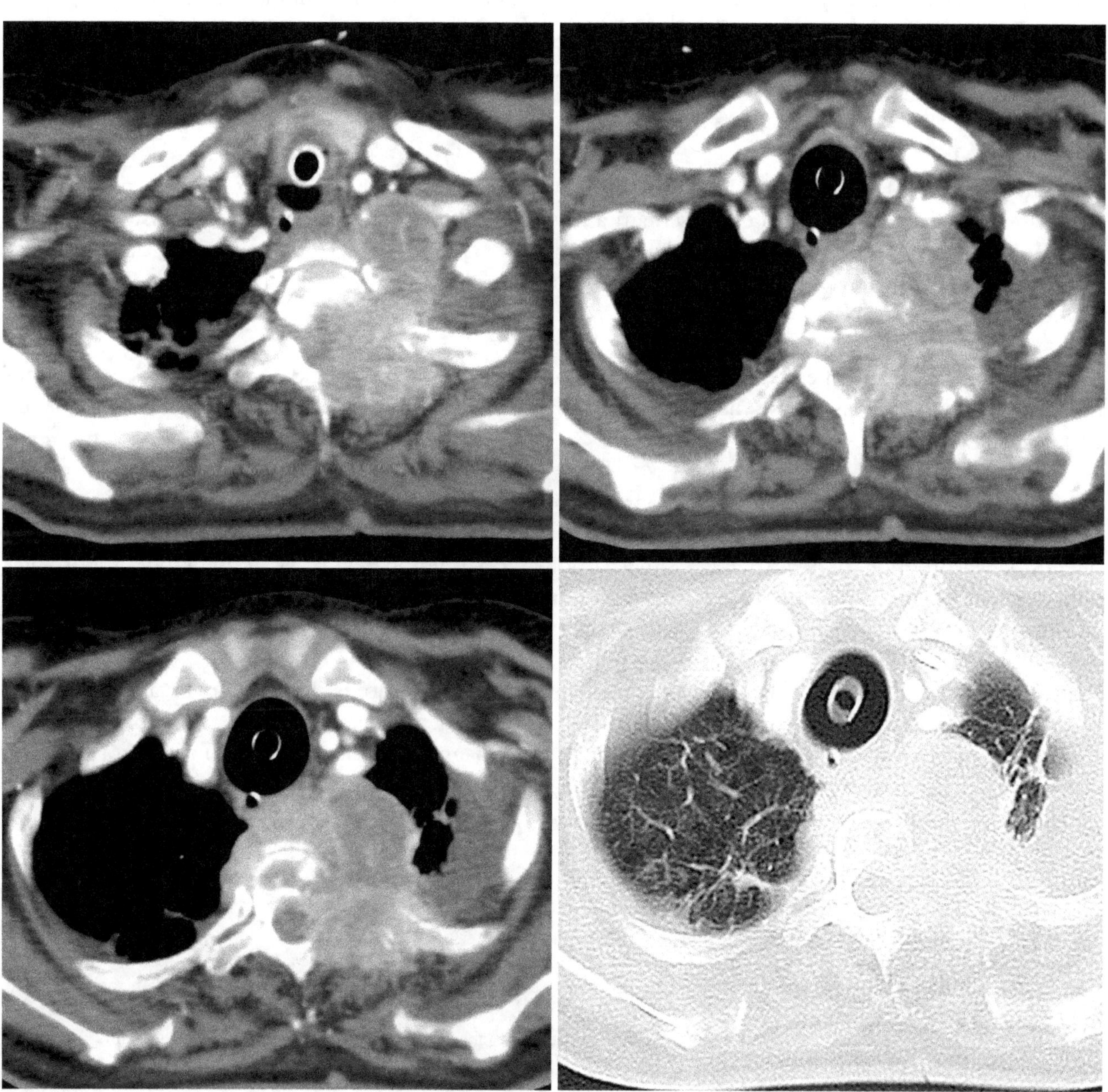

CASO 35

TUMOR DE PANCOAST

1. Tabagismo. Formação expansiva sólida heterogênea, com realce heterogêneo pós-contraste e aspecto infiltrativo no ápice pulmonar esquerdo com extensão para musculatura paravertebral adjacente até a transição cérvico-torácica. Observa-se, também, invasão de corpos vertebrais, pedículos, estruturas do arco posterior e arcos costais em adjacência.

2. Nos estágios iniciais, o mais comum é a dor no ombro devido à invasão da pleura parietal, costelas superiores e plexo braquial. A dor pode irradiar para o braço ipsilateral seguindo a distribuição típica do nervo ulnar.

3. Carcinoma de células escamosas e adenocarcinoma.

COMENTÁRIOS

O termo tumor de Pancoast ou tumor do sulco superior é usado por alguns autores para tumores que invadem a parede torácica apical e apresentam a clássica síndrome de Pancoast, que consiste em dor no ombro, síndrome de Horner (ptose palpebral, miose e anidrose ipsilateral) e atrofia dos músculos intrínsecos da mão. Já para outros autores o termo deve ser usado apenas para os carcinomas broncogênicos.

Representam aproximadamente 3 a 5% de todos os cânceres de pulmão, sendo mais comuns em homens na sexta década de vida. Tosse, hemoptise e dispneia são incomuns nos estágios iniciais da doença, devido à sua localização periférica.

Não são facilmente detectados na radiografia de tórax nos seus estágios iniciais, uma vez que representam pequenos tumores apicais escondidos atrás da clavícula e do primeiro arco costal. À medida que a doença progride, pode aparecer assimetria dos ápices pulmonares. A TC é de grande importância para definir a extensão do tumor nas partes moles, invasão das estruturas ósseas e possível planejamento cirúrgico.

Por definição, os tumores de Pancoast são classificados como tumores T3 quando invadem apenas a parede torácica e/ou a cadeia simpática. Os tumores que invadem o plexo braquial, os corpos vertebrais e as estruturas vasculares são classificados como T4. O diagnóstico histológico é obrigatório antes do tratamento definitivo devido à grande variedade de tumores e processos patológicos benignos que podem ocasionar a síndrome de Pancoast. A localização destes tumores do sulco superior permite que a maioria seja diagnosticada por biópsia de agulha percutânea.

REFERÊNCIAS
- Bruzzi JF, Komaki R, Walsh GL, et al. Imaging of non-small cell lung cancer of the superior sulcus: part 1: anatomy, clinical manifestations, and management. Radiographics. 2008;28(2):551-60.
- Marulli G, Battistella L, Mammana M, et al. Superior sulcus tumors (Pancoast tumors). Annals of Translational Medicine. 2016;4(12):239.
- Panagopoulos N, Leivaditis V, Koletsis E, et al. Pancoast tumors: characteristics and preoperative assessment. Journal of Thoracic Disease. 2014;6(Suppl 1):S108-S115.

CASO 36

Paciente masculino, 52 anos, com leucemia mieloide aguda (LMA), internou por neutropenia febril severa, tosse seca e febre alta. História prévia de transplante de medula óssea (TMO). Nega tabagismo ou etilismo.

1. Qual a etiologia mais provável e os principais achados de imagem?

2. Quais suas principais formas de apresentação?

3. Quais dados da história clínica do paciente corroboram para este diagnóstico?

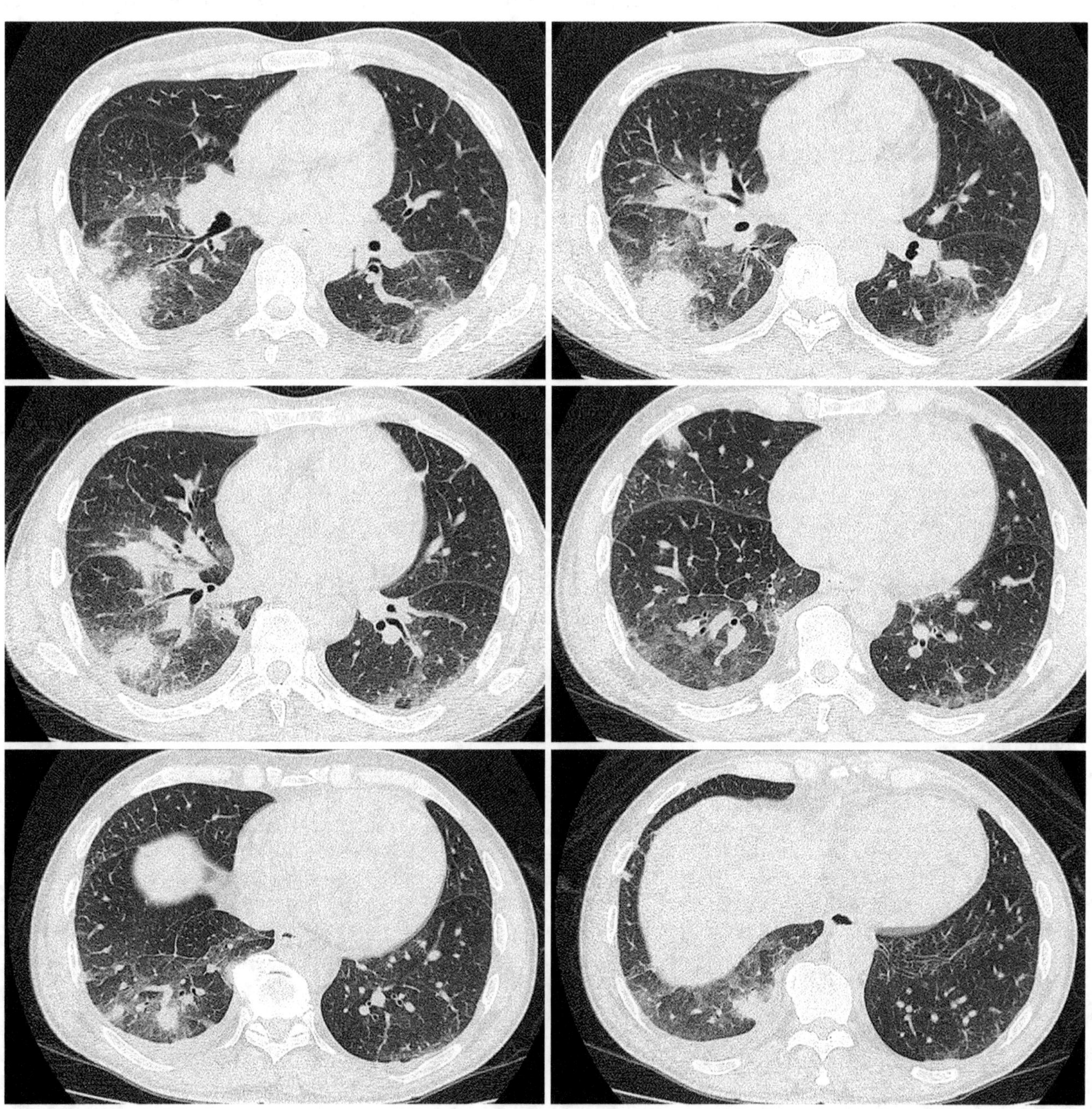

CASO 36

ASPERGILOSE ANGIOINVASIVA

1. *Aspergillus,* sendo o *A. fumigatus* o mais comumente encontrado. Opacidades nodulares mal definidas circundadas por halos de atenuação em vidro fosco esparsas pelo parênquima pulmonar, algumas com base pleural.

2. Aspergilose broncopulmonar alérgica, pneumonite por hipersensibilidade, aspergiloma, aspergilose semi-invasiva e aspergilose invasiva.

3. O paciente apresenta alguns dos principais fatores de risco para a Aspergilose angioinvasiva: imunodepressão, LMA, neutropenia e história de TMO.

COMENTÁRIOS

A forma invasiva é vista principalmente em pacientes imunocomprometidos, especialmente em casos de doenças hematológicas malignas, mais comumente a leucemia aguda.

O quadro clínico é inespecífico e o prognóstico é ruim, uma vez que apresenta altas taxas de mortalidade. A biópsia para diagnóstico é, em geral, contraindicada por ser um procedimento invasivo e o paciente apresentar um grave quadro de imunodepressão. A cultura de escarro é positiva em menos de 10% dos casos. Por esses motivos, a TC é de fundamental importância para o estabelecimento do diagnóstico precoce e início da terapia antifúngica.

Nos estágios iniciais da infecção a TC pode evidenciar um halo típico em vidro-fosco envolvendo a lesão fúngica, resultante de necrose hemorrágica. Este sinal do halo é transitório e visto apenas nos primeiros 10 dias da angio-invasão, desaparecendo posteriormente. Pode estar presente também em outras infecções pulmonares ou mesmo em doenças não infecciosas, porém no contexto de neutropenia, é altamente sugestivo de aspergilose angioinvasiva.

Outro sinal sugestivo de aspergilose angioinvasiva é o do crescente aéreo. Esse sinal está presente em 50% dos casos e geralmente aparece duas semanas após o início da doença, quando o paciente começa a apresentar uma recuperação da resposta imune, sendo um sinal de bom prognóstico. Entretanto, assim como o sinal do halo, o sinal do crescente aéreo também pode estar presente em diversas doenças pulmonares, como pneumonias bacterianas, neoplasias cavitárias e outros processos que causam necrose pulmonar.

REFERÊNCIAS
- Leão RC, Marchiori E, Rodrigues R, et al. Tomografia computadorizada na avaliação da aspergilose pulmonar angioinvasiva em pacientes com leucemia aguda. Radiol Bras. 2006;39(5):327-31.
- Prasad A, et al. Pulmonary aspergillosis: what CT can offer before it is too late!. Journal of clinical and diagnostic research: JCDR. 2016;10.4:TE01.
- Franquet T, Müller NL, Giménez A, etVal. Spectrum of pulmonary aspergillosis: histologic, clinical, and radiologic findings. Radiographics. 21(4):825-37.
- Godoy MC, Viswanathan C, Marchiori E, et al. The reversed halo sign: update and differential diagnosis. Br J Radiol. 2012;85(1017):1226-35.

CASO 37

Paciente do sexo feminino, 50 anos, há 15 anos com diagnóstico de bronquiectasias e episódios recorrentes de dispneia, chiado e tosse seca. Atualmente encontra-se assintomática. Refere toracotomia prévia devido a cavitação pulmonar por fungos. Nega comorbidades.

1. Quais os principais achados da imagem, que correlacionados com os dados clínicos podem denominar essa síndrome?

2. Determine o possível fator etiopatogênico e os principais diagnósticos diferenciais.

3. Qual outro exame complementar poderia auxiliar no diagnóstico. E quais achados são esperados?

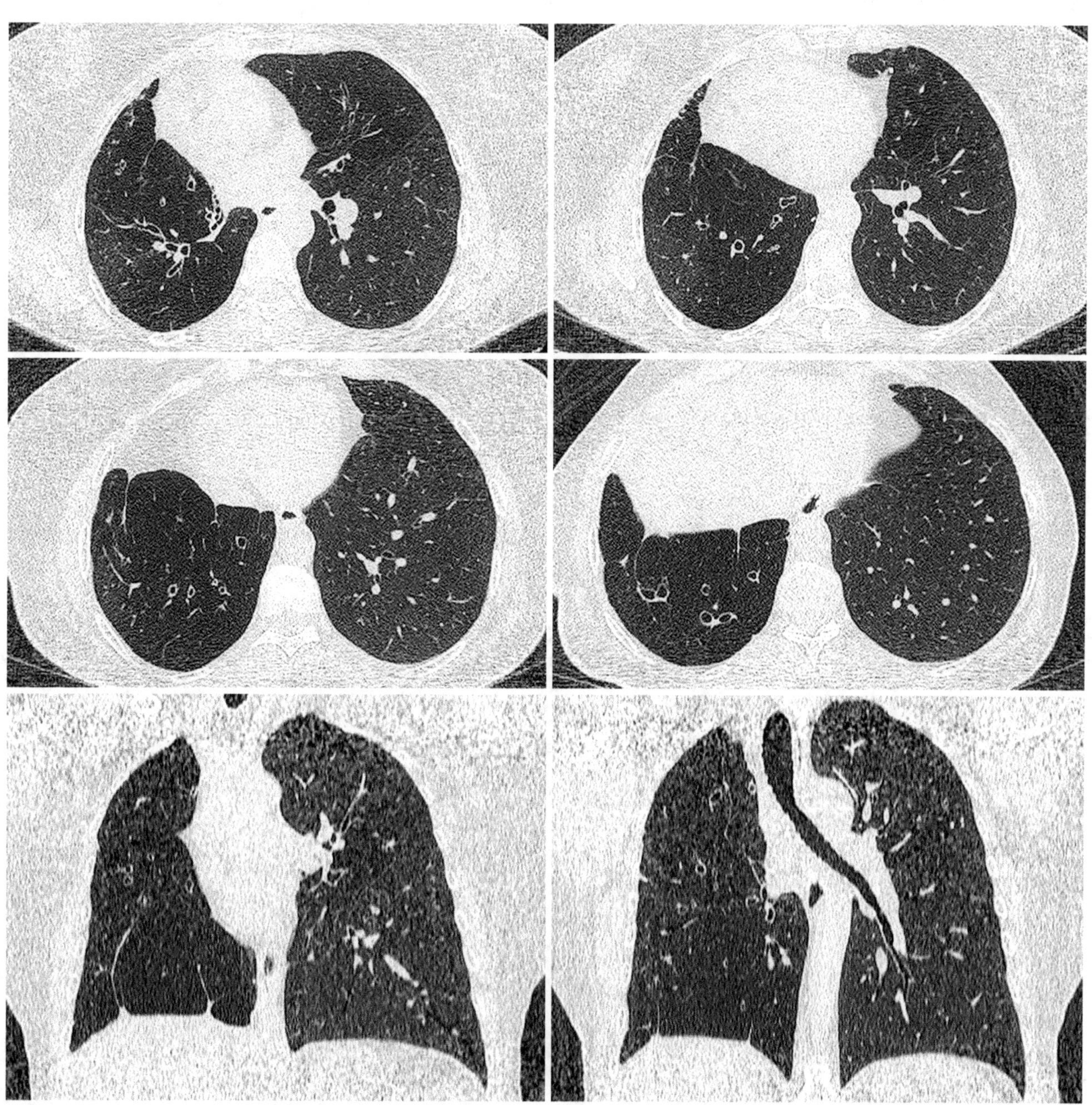

CASO 37

SÍNDROME DE SWYER-JAMES-MACLEOD

1. Considerando a TC como o método mais sensível para o diagnóstico, os achados são caracterizados pelo pulmão hipertransparente com menor atenuação e redução de calibre da trama vascular, bronquiectasias, diminuição do volume pulmonar no lado afetado e retração mediastinal ipsilateral.

2. A etiopatogenia ainda não é totalmente conhecida, porém os estudos histopatológicos são condizentes com bronquiolite obliterante decorrente de infecções virais na infância. Os principais diagnósticos diferenciais do pulmão hipertransparente são o enfisema lobar congênito, hipoplasia congênita da artéria pulmonar, pneumotórax e síndrome do pulmão hipogenético (síndrome da cimitarra).

3. A cintilografia ventilatório-perfusional tem seu valor, principalmente para diagnosticar a doença mais leve no pulmão contralateral, bem como auxiliar no diagnóstico diferencial dos pulmões hipertransparentes. O pequeno tamanho da artéria pulmonar resulta em alterações enfisematosas e déficit pulmonar perfusional com consequente redução da ventilação do lado afetado. No enfisema lobar congênito pode ocorrer aprisionamento aéreo com clearance reduzido na cintilografia ventilatória.

COMENTÁRIOS

A Síndrome de Swyer-James-MacLeod é uma rara condição de pulmão hipertransparente, com uma incidência estimada em torno de 3,8% dentre os pacientes com bronquiolite obliterante.

Embora sua etiologia ainda não esteja completamente elucidada, caracteriza-se por uma obstrução irreversível das pequenas vias aéreas, resultante de fibrose submucosa e peribronquiolar, comprometendo principalmente um dos pulmões, em decorrência de bronquiolite obliterante por infecções respiratórias recorrentes na adolescência e infância.

A maioria dos casos são assintomáticos, mas podem apresentar dispneia, hemoptise e infecções recorrentes. O tratamento habitualmente é conservador, reservando procedimentos cirúrgicos para casos sintomáticos mais avançados. Existem diagnósticos diferenciais do pulmão hipertransparente unilateral com diminuição do padrão vascular, em que a propedêutica é ativa e muitas vezes emergenciais como pneumotórax, hipoplasia congênita da artéria pulmonar, enfisema lobar congênito, dentre outros.

REFERÊNCIAS

- Dirweesh A, Alvarez C, Khan M, et al. A unilateral hyperlucent lung - Swyer-James syndrome: A case report and literature review. Respir Med Case Rep. 2017;20:104-106.
- Machado D, Lima F, Marques C, et al. Swyer-James-Macleod syndrome as a rare cause of unilateral hyperlucent lung: Three case reports. Medicine (Baltimore). 2019;98(6):e14269.
- Sen HS, Taylan M, Abakay O, et al. Adult diagnosis of Swyer-James-Macleod syndrome: retrospective analysis of four cases. Respir Care. 2014;59(4):e51-e54.
- Moore AD, Godwin JD, Dietrich PA, et al. Swyer-James syndrome: CT findings in eight patients. AJR Am J Roentgenol. 1992;158:1211-5.

CASO 38

Paciente de 58 anos, com diagnóstico de esclerodermia há 18 anos. Apresentando quadro de tosse e dispneia aos esforços.

1. Defina o tipo de doença intersticial pulmonar demonstrada nas imagens abaixo.

2. Quais são os critérios radiológicos para o diagnóstico deste padrão?

3. Qual o padrão de doença intersticial mais frequentemente encontrado na esclerodermia?

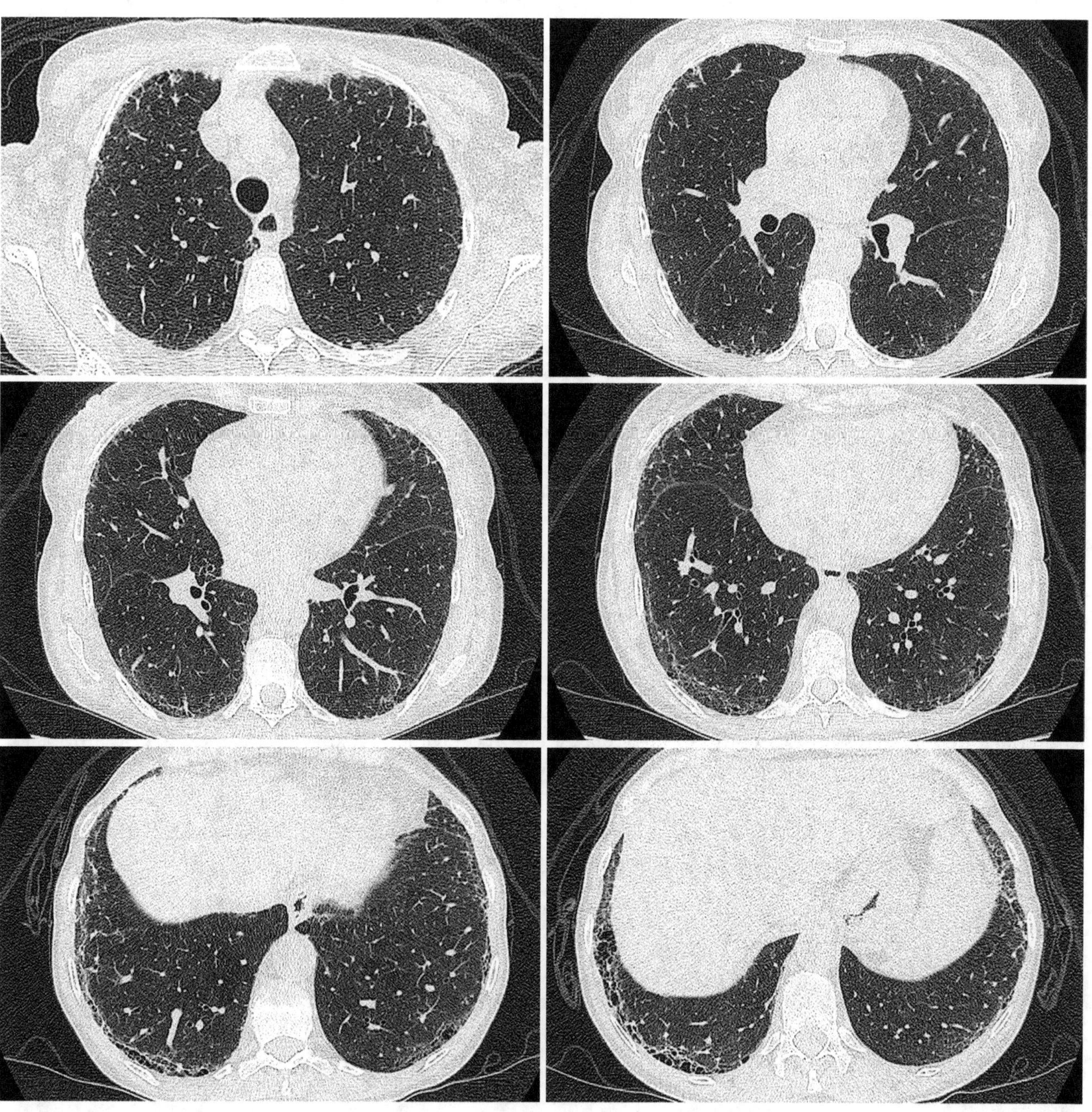

CASO 38

PNEUMONIA INTERSTICIAL USUAL

1. Pneumonia intersticial usual (PIU).

2. Os critérios são: predomínio basal e subpleural dos achados; alterações reticulares (espessamento septal); presença de faveolamento (com ou sem bronquiectasias de tração); ausência de achados inconsistentes com PIU (predomínio em campos médios e superiores, predomínio peribroncovascular, anormalidades extensas em vidro fosco, micronódulos difusos, cistos, atenuação em mosaico ou aprisionamento aéreo bilateral em três ou mais lobos e consolidações peribrônquicas ou lobares).

3. Pneumonia intersticial não específica (PINE).

COMENTÁRIOS

A PIU é o padrão histológico mais comumente encontrado na fibrose pulmonar idiopática (FPI), mas que pode estar presente também nas doenças do colágeno, em estágios finais de fibrose na pneumonia de hipersensibilidade crônica, asbestose, toxicidade por drogas e sarcoidose. Histologicamente, o diagnóstico é baseado na identificação de alterações em diferentes estágios, com demonstração de fibrose com ou sem faveolamento em uma distribuição subpleural e parasseptal, focos de fibroblastos e ausência de características incompatíveis com o diagnóstico.

A FPI é a mais comum e letal das pneumonias intersticiais idiopáticas. Entretanto, como outras doenças podem apresentar o padrão de PIU, é de grande importância a diferenciação clínica e por imagem destas outras condições, tendo em vista que esta definição poderá acarretar implicações terapêuticas e prognósticas significativas. O diagnóstico deve ser multidisciplinar, envolvendo pneumologistas, radiologistas e patologistas com experiência em doença pulmonar intersticial. E o diagnóstico de FPI requer a pesquisa e exclusão das outras causas conhecidas de fibrose pulmonar. O diagnóstico com confiança do padrão de PIU só é possível em metade dos casos, devido à incerteza quanto à presença de faveolamento, que é uma característica radiológica da PIU. Cuidado deve se ter para não interpretar erroneamente como faveolamento outras alterações semelhantes como bronquiectasias de tração, cistos subpleurais e enfisema paraseptal.

A FPI é uma pneumonia intersticial crônica e progressiva, que deve ser considerada no diagnóstico diferencial de pacientes que apresentem dispneia de esforço crônica inexplicada, tosse seca ou ambos em adultos, especialmente nos pacientes mais velhos, uma vez que a idade típica de apresentação é a sexta e sétima décadas de vida. Baqueteamento digital pode estar presente em cerca de 40 a 75% dos pacientes, sendo mais comum na FPI do que em outras doenças intersticiais. Os sintomas iniciais muitas vezes tendem a serem menosprezados e atribuídos ao tabagismo e ao envelhecimento.

REFERÊNCIAS
- Soo E, Adamali H, Edey AJ. Idiopathic pulmonary fibrosis: current and future directions. Clinical radiology. 2017;72:343-55.
- Kusmirek JE, Martin MD, Kanne JP. Imaging of idiopathic pulmonary fibrosis. Radiol Clin North Am. 2016;54(6):997-1014.
- Hochhegger B, Marchiori E, Zanon M, et al. Imaging in idiopathic pulmonary fibrosis: diagnosis and mimics. Clinics (São Paulo). 2019;74:e225.

CASO 39

Paciente masculino, 28 anos, com relato de episódio de hemoptise há 01 mês. Piora há 01 semana, apresentando sintoma diário, principalmente no período noturno. Nega febre e perda de peso.

1. Qual a principal alteração encontrada na TC deste paciente?

2. Qual o método menos invasivo que é considerado o padrão-ouro?

3. O tratamento cirúrgico nesse caso é necessário?

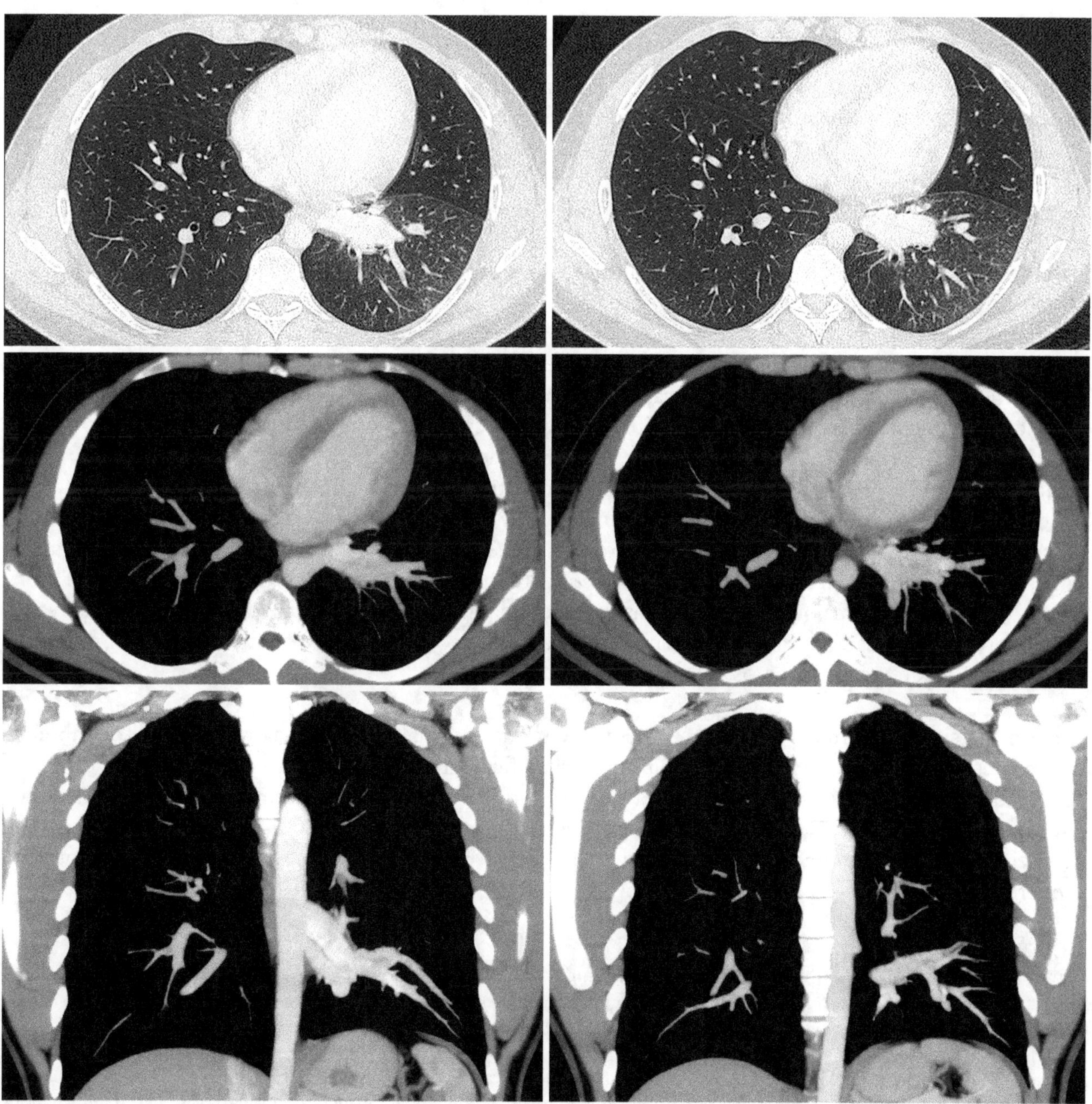

CASO 39

SEQUESTRO PULMONAR

1. Ramo arterial anômalo emergindo do segmento descendente da aorta torácica e irrigando os segmentos basais do lobo inferior do pulmão esquerdo, os quais apresentam-se com volume moderadamente reduzido, densidade levemente aumentada e ramos vasculares de calibre difusamente proeminente. Não se identificam sinais de interrupção da árvore brônquica nestes segmentos.

2. A angiografia convencional é considerada o método padrão-ouro. Porém, a angiotomografia de tórax tem sido demonstrada como método eficaz e mais seguro, por ser não-invasiva e também por permitir estudar tanto o território vascular quanto a árvore traqueobrônquica no mesmo exame.

3. Apesar de controversa, a ressecção cirúrgica é o tratamento de escolha nestes pacientes, visando diminuir as complicações hemorrágicas e as infecções recorrentes.

COMENTÁRIOS

As malformações vasculares broncopulmonares congênitas abrangem um amplo espectro de doenças que envolvem comunicação anormal ou anastomose de um ou mais componentes do pulmão, e cuja classificação permanece controversa, com confusão e sobreposição de diagnósticos por imagem, morfológicos e histológicos.

O sequestro pulmonar clássico foi descrito por Pryce em 1946 para descrever segmento anormal do pulmão desconectado da árvore brônquica, classificado nas formas lobar e extra-lobar, dependendo do tipo de revestimento pleural. Entretanto, diferentes variantes do sequestro pulmonar foram sendo descritas e com apresentações que não se encaixavam na descrição original. Em 1974, Sade e colaboradores introduziram o termo "espectro de sequestro pulmonar", propondo englobar uma gama maior de anomalias congênitas similares, incluindo várias combinações de anomalias brônquicas e vasculares. Em 1987, Clements e Warner empregaram o termo "malinosculação pulmonar" para abranger um espectro variado de malformações, que podem demonstrar comunicações anômalas (malinosculações) de uma ou mais vias aéreas, parênquima (primórdio respiratório), artérias e veias (vasos pulmonares), sendo categorizadas em brônquicas, malinosculações arteriais e broncoarteriais, com ou sem anormalidades parenquimatosas.

A anomalia sistêmica arterial para um segmento pulmonar normal, como no caso demonstrado, abrange um raro espectro do sequestro broncopulmonar, classificada tradicionalmente como sequestro do tipo I de Pryce, que apresenta conexão brônquica normal para o segmento pulmonar afetado. Geralmente os pacientes são assintomáticos, sendo a hemoptise a manifestação mais comum, mas podem evoluir com dispneia, hipertensão pulmonar e insuficiência cardíaca congestiva. Acomete principalmente o pulmão esquerdo, com predileção para o lobo inferior.

REFERÊNCIAS

- Irodi A, Prabhu SM, John RA, Leena RV. Congenital bronchopulmonary vascular malformations; malinosculation; systematic classification. Indian J Radiol Imaging. 2015 Jan-Mar; 25 (1): 35-43.
- Pryce DM. Lower accessory pulmonary artery with intralobar sequestration of lung; a report of seven cases. J Pathol Bacteriol. 1946; 58:457-67.
- Sade RM, Clouse M, Ellis FH. The spectrum of pulmonary sequestration. Ann Thorac Surg. 1974;18:644-58.
- Clements BS, Warner JO. Pulmonary sequestration and related congenital bronchopulmonary-vascular malformations nomenclature and classification based on anatomical and embryological considerations. Thorax. 1987;42:401-8.

CASO 40

Paciente de 31 anos, tabagista, com dispneia e dor torácica há 6 meses. Realizou exame por suspeita de tromboembolia pulmonar.

1. Quando sintomático, qual o sintoma mais comumente encontrado?

2. Cite uma síndrome genética que pode estar associada a esta alteração.

3. Qual o trajeto anatômico esperado para esta estrutura?

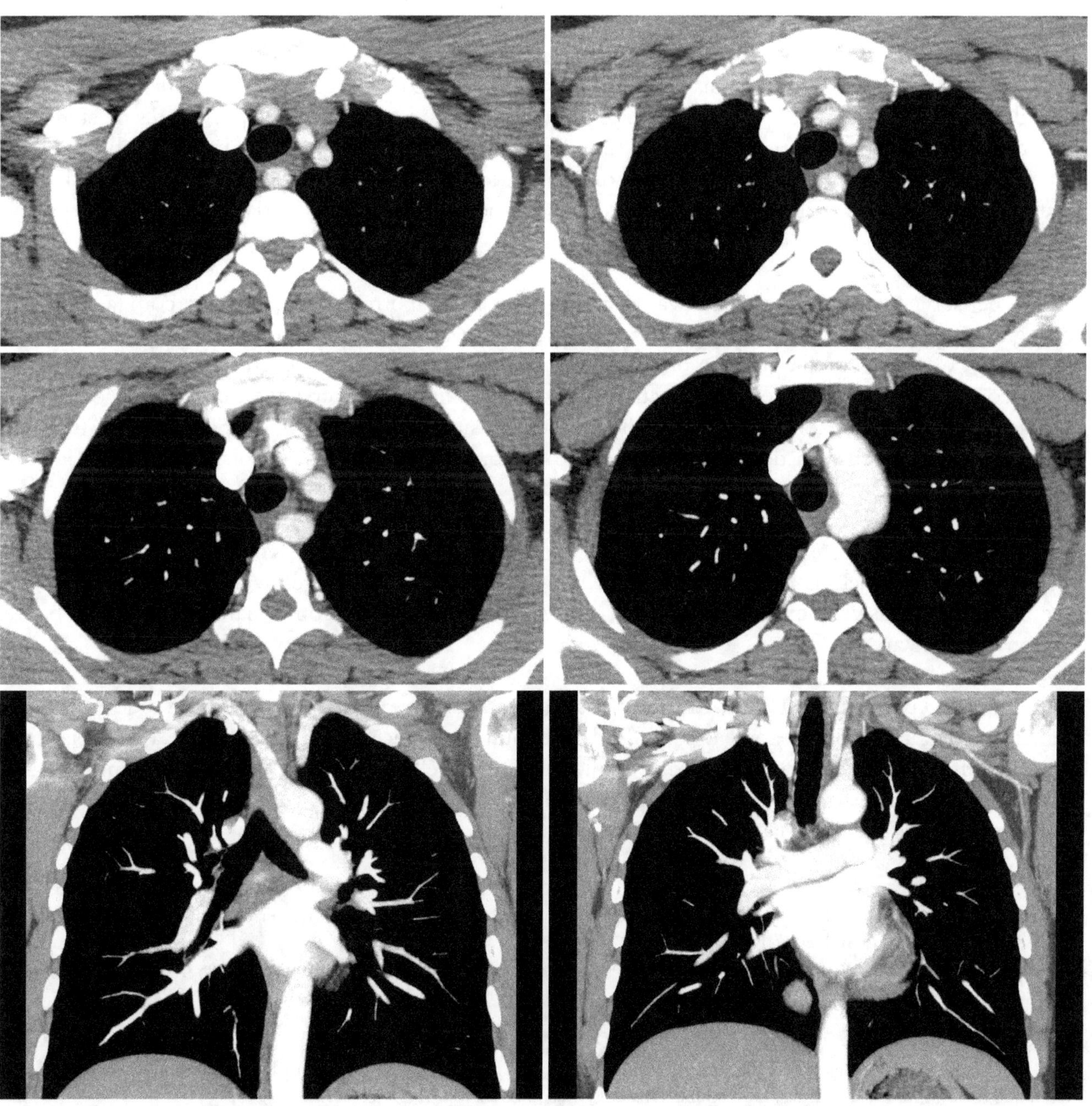

CASO 40

ARTÉRIA SUBCLÁVIA DIREITA ABERRANTE

1. Geralmente o paciente é assintomático, porém até 10% dos paciente podem se queixar de disfagia devido à compressão extrínseca do esôfago.

2. Pode estar associada à síndrome de Down, trissomia do 18 e outras alterações cromossomiais.

3. O trajeto mais comumente observado pela artéria subclávia direita aberrante (ASDA) é retroesofágico (80%). Até 15% podem passar entre o esôfago e a traqueia e 5% anterior à traqueia.

COMENTÁRIOS

A ASDA é a anomalia congênita mais comum do arco aórtico, com uma incidência estimada entre 0,5 a 2,0% da população, sendo na maioria das vezes um achado incidental. Dentre os portadores da síndrome de Down, esta incidência pode variar de 20 a 40% dos pacientes. Nesta anomalia, observa-se a emergência independente da artéria subclávia direita na aorta descendente, distalmente à artéria subclávia esquerda no arco aórtico, cruzando então a linha média por trás do esôfago e da traqueia em direção ao ombro direito.

Apesar de ser geralmente assintomática, a artéria subclávia aberrante pode cursar com a chamada "disfagia lusoria", que é ocasionada pela compressão desta sobre o esôfago, comprometendo a deglutição. Na esofagografia pode se observar uma impressão oblíqua na parede posterior do esôfago. Pode ocorrer também dilatação aneurismática da porção proximal da artéria aberrante, dando origem ao chamado divertículo de Kommerell, que pode cursar com sintomas esofágicos ou de obstrução traqueal. Na seriografia o divertículo de Kommerell é visto à esquerda do esôfago, simulando um arco aórtico duplo.

O diagnóstico pode ser estabelecido por meio de US durante a gestação, com avaliação do curso e origem da artéria subclávia direita, principalmente no segundo trimestre gestacional. Alguns estudos já demonstraram inclusive que a identificação da ASDA pode ser utilizada como marcador pré-natal para a síndrome de Down.

No diagnóstico pós-natal, a TC e a RM são úteis para estabelecer o diagnóstico definitivo de ASDA, de maneira menos invasiva que a angiografia. Podem definir sua relação com o esôfago e a traqueia, bem como identificar a presença ou não do divertículo de Kommerell. Embora seja considerada uma variante anatômica, a sua identificação e caracterização são importantes para evitar complicações durante cirurgias vasculares e esofágicas na região da cabeça e pescoço.

REFERÊNCIAS

- Ka-tak W, Lam WW, Yu SC. MDCT of an aberrant right subclavian artery and of bilateral vertebral arteries with anomalous origins. AJR Am J Roentgenol. 2007;188(3):W274-5.
- Donnelly LF, Fleck RJ, Pacharn P, et al. Aberrant subclavian arteries: cross-sectional imaging findings in infants and children referred for evaluation of extrinsic airway compression. AJR Am J Roentgenol. 2002;178(5):1269-74.
- Roofthooft MT, van Meer H, Rietman WG, et al. Down syndrome and aberrant right subclavian artery. Eur J Pediatr. 2008;167(9):1033-6.
- Scala C, Leone Roberti Maggiore U, Candiani M, et al. Aberrant right subclavian artery in fetuses with Down syndrome: a systematic review and meta-analysis. Ultrasound Obstet Gynecol. 2015;46(3):266-76.

5

TESTE DE REVISÃO

Ricardo Mello

Marcos Rosa

Octávio Galvão

Rodrigo Baptista

TESTE DE REVISÃO

1. Paciente masculino, 37 anos, com doença mieloproliferativa aguda. Em tratamento quimioterápico, apresenta neutropenia com febre, diarreia sanguinolenta e dor abdominal importante no quadrante inferior direito. Realizou TC que evidenciou espessamento concêntrico pronunciado da parede do ceco e do cólon ascendente, com alterações inflamatórias pericólicas proeminentes. Qual o diagnóstico mais provável?

a. Colite por Yersinia.
b. Colite por Salmonella.
c. Tiflite.
d. Doença de Crohn.
e. Colite ulcerativa.

2. Paciente do sexo feminino, 45 anos, com queixa de proptose pulsátil à direita e redução da acuidade visual há 6 meses. Ao exame físico apresenta exoftalmia à direita. TC das órbitas apresenta turgência do seio cavernoso direito, ectasia da veia oftálmica superior e proptose ocular. Qual o diagnóstico provável?

a. Doença de graves.
b. Síndrome Tolosa-Hunt.
c. Pseudotumor inflamatório.
d. Doença relacionada ao IgG4.
e. Fístula carótido-cavernosa.

3. Paciente do sexo feminino, 15 anos, apresentando fontanela anterior aberta e baixa estatura. Estudo radiográfico demonstra hipoplasia das falanges terminais nas mãos e alterações crânio-faciais que incluem ângulo mandibular obtuso, hipoplasia mandibular, hipoplasia dos seios paranasais, atraso no fechamento das fontanelas, suturas cranianas separadas e presença de ossos wormianos na região da sutura lambdoide. Qual o diagnóstico provável?

a. Picnodisostose.
b. Osteopetrose.
c. Osteopoiquilose.
d. Meloreostose.
e. Osteopatia estriada.

4. Em relação à linfangite carcinomatosa, todas as opções abaixo podem ser consideradas no diagnóstico diferencial, EXCETO:

a. Sarcoidose.
b. Silicose.
c. Edema pulmonar.
d. Aspergilose angioinvasiva.
e. Proteinose alveolar.

5. De acordo com a classificação de trauma renal da American Association for Surgery of Trauma, qual o grau de uma laceração renal com extensão ao sistema coletor?

a. Grau 1.
b. Grau 2.
c. Grau 3.
d. Grau 4.
e. Grau 5.

6. Paciente de 60 anos realizou RM do crânio que demonstrou os seguintes achados: importante redução volumétrica do mesencéfalo, com concavidade do seu contorno superior no plano sagital, hipersinal em T2 e FLAIR na substância cinzenta periaquedutal. Clinicamente, paralisia supranuclear do olhar, instabilidade postural, disartria, paralisia pseudobulbar e rigidez axial. Qual o diagnóstico provável?

a. Paralisia supranuclear progressiva.
b. Degeneração corticobasal.
c. Demência frontotemporal.
d. Hidrocefalia de pressão normal.
e. Atrofia de múltiplos sistemas tipo P.

7. As alterações e complicações relacionadas ao pé diabético, como osteomielite e neuro-osteoartropatia de Charcot, são associadas com alta morbidade e altos custos para o sistema de saúde, e a diferenciação entre estas condições pode representar um desafio diagnóstico. Em termos de região do pé mais afetada, geralmente a neuro-osteoartropatia de Charcot predomina no(a):

a. Antepé.
b. Mediopé.
c. Retropé.
d. Cabeça do primeiro e quinto metatarsos.
e. Margem inferior do calcâneo.

8. Em paciente com pneumonia por COVID-19, quais os achados de imagem mais encontrados na TC?

a. Condensações parenquimatosas com broncogramas aéreos.
b. Opacidades em vidro fosco bilaterais e periféricas e espessamento de septos interlobulares.
c. Opacidades em vidro fosco bilaterais com cavitações.
d. Imagens nodulares com sinal do halo.
e. Hiperinsuflação pulmonar e lesões bolhosas.

9. São considerados fatores de risco para o surgimento de carcinoma hepatocelular, EXCETO:

a. Hepatite viral.
b. Hemocromatose.
c. Uso excessivo de andrógenos.
d. Deficiência de alfa-1-antitripsina.
e. Reposição prolongada de hormônios tireoidianos (T3/T4).

10. Paciente do sexo masculino, 40 anos, lavrador no interior do Espírito Santo, com queixa de cefaleia, tontura e perda ponderal de 6 kg no último mês. Os exames laboratoriais revelaram leucocitose com predomínio de neutrófilos, além de aumento de PCR e VHS. Realizou RM do crânio que demonstrou granulomas intraparenquimatosos com realce anelar, associados a edema vasogênico e efeito expansivo sobre as estruturas adjacentes. Qual o diagnóstico mais provável?

a. Glioblastoma.
b. Linfoma.
c. Paracoccidioidomicose.
d. Desmielinização.
e. Radionecrose.

11. Paciente do sexo masculino, 70 anos, hígido, com queixa de dor e edema no joelho esquerdo há 8 meses. Nega história de trauma. Estudo por RM demonstra moderado derrame articular e grandes proliferações intra-articulares de aspecto frondoso no recesso suprapatelar do joelho, com alto sinal em T1 e T2 e queda de sinal na sequência STIR. Qual o diagnóstico mais provável?

a. Sinovite vilonodular pigmentada.
b. Condromatose sinovial.
c. Osteocondromatose sinovial.
d. Lipoma arborescente.
e. Gota.

12. São características típicas da silicose na fase <u>crônica</u>, EXCETO:

a. Múltiplos micronódulos pulmonares.
b. Linfonodomegalia hilar.
c. Predomínio nos lobos inferiores.
d. Calcificações linfonodais com aspecto em "casca de ovo".
e. Linfonodomegalia mediastinal.

13. Em relação ao volvo gástrico, qual a forma de apresentação mais comum?

a. Organoaxial.
b. Mesenteroaxial.
c. Paraesofágica.
d. Transdiafragmática.
e. Mista.

14. Qual é a neoplasia intramedular mais comum do adulto?

a. Astrocitoma.
b. Ependimoma.
c. Ganglioglioma.
d. Glioblastoma multiforme.
e. Hemangioblastoma.

15. Paciente do sexo feminino, 17 anos, apresentando manchas cutâneas com aspecto café-com-leite no exame físico e história de menarca aos 10 anos de idade. Estudo radiográfico demonstra alterações ósseas compatíveis com displasia fibrosa em múltiplos ossos dos membros superior e inferior do lado direito. Qual o diagnóstico mais provável?

a. Displasia osteofibrosa.
b. Síndrome de Mazabraud.
c. Síndrome de McCune Albright.
d. Neurofibromatose tipo 1.
e. Síndrome de Sturge-Weber.

16. Paciente de 35 anos realizou TC de tórax que demonstrou: múltiplos micronódulos pulmonares com distribuição linfática, espessamento irregular e nodular das fissuras e extensa linfonodomegalia hilar bilateral e mediastinal. Baseado nos achados de imagem, qual o diagnóstico provável?

a. Sarcoidose.
b. Silicose.
c. Paracoccidioidomicose.
d. Linfangite carcinomatosa.
e. Pneumonia por hipersensibilidade.

17. Todas as alterações abaixo podem ser encontradas nos casos de extrofia de cloaca, EXCETO:

a. Extrofia de bexiga.
b. Aganglionose.
c. Onfalocele.
d. Diastase da sínfise púbica.
e. Anomalias lombo-sacras.

18. Sobre os gliomas do teto mesencefálico é correto afirmar, EXCETO:

a. Podem determinar hidrocefalia supratentorial.
b. Apresentam bom prognóstico e comportamento benigno, com sobrevida elevada.
c. Sequências avançadas de RM podem ajudar na definição do grau de agressividade tumoral.
d. Geralmente são hiperdensos na tomografia computadorizada.
e. Espera-se um aspecto de "lesão fria" nas sequências de perfusão.

19. Corredor do sexo masculino, 47 anos, relatando dor no calcanhar. Nas imagens por RM observa-se atrofia e lipossubstituição do ventre muscular do abdutor do dedo mínimo, demonstrando aumento da intensidade de sinal em T1. Qual o diagnóstico mais provável?

a. Artropatia de Charcot.
b. Espondilite anquilosante.
c. Fasciíte plantar.
d. Artrite reativa (síndrome de Reiter).
e. Neuropatia de Baxter.

20. Como devem ser classificados os tumores de Pancoast que invadem o plexo braquial, os corpos vertebrais e as estruturas vasculares?

a. T1.
b. T2a.
c. T2b.
d. T3.
e. T4.

21. Paciente de 25 anos de idade procura o pronto-socorro com quadro de dor abdominal localizada na região da fossa ilíaca esquerda. TC de abdome demonstrou imagem ovalada com densidade de gordura e fino halo periférico hiperatenuante, associada a densificação dos planos gordurosos adjacentes, localizada na borda anterior do cólon sigmoide. Qual o diagnóstico mais provável?

a. Apendagite epiploica.
b. Infarto omental.
c. Apendicite aguda.
d. Diverticulite.
e. Paniculite mesentérica.

22. Paciente do sexo masculino, 55 anos, apresentando quadro progressivo de dor na face posterior das coxas, paresia e parestesias de membros inferiores, associado a disfunção vesical. Exame do líquor mostrou aumento na concentração de proteína e no número de células mononucleares. RM da coluna apresentou zona segmentar de anomalia de sinal na medula espinhal torácica inferior, estendendo-se principalmente no plano de D8-D9 a D11-D12, com aumento do diâmetro da medula espinhal e pequenos focos de realce nodulariforme de permeio. Qual o diagnóstico mais provável?

a. Esclerose múltipla.
b. Vasculite.
c. Infarto medular.
d. ADEM.
e. Mieloradiculopatia esquistossomótica.

23. Paciente de 51 anos, sexo masculino, apresentando febre, perda de peso e sudorese noturna, com história de dor óssea há 5 meses. Exames de imagem demonstram múltiplas áreas de esclerose cortical e do osso esponjoso acometendo os rádios, ulnas, tíbias e fíbulas, de aspecto bilateral e simétrico, comprometendo as regiões diafisárias e metafisárias, com preservação das epífises. Qual o diagnóstico mais provável?

a. Histiocitose de células de Langerhans.
b. Doença de Paget.
c. Mielofibrose.
d. Doença de Erdheim-Chester.
e. Osteodistrofia renal.

24. Os achados abaixo são típicos da aspergilose angioinvasiva, EXCETO:

a. Múltiplos nódulos pulmonares.
b. Sinal do halo invertido.
c. Sinal do crescente aéreo.
d. Sinal do halo.
e. Pavimentação em mosaico.

25. Paciente de 24 anos, sem sintomas e sem história de cirurgia, evoluindo há 5 meses com icterícia e aumento das enzimas hepáticas canaliculares. Exames de imagem demonstram alteração do calibre das vias biliares intra e extra-hepáticas representada por múltiplas estenoses intercaladas por pequenas dilatações focais, associadas a alterações compatíveis com hepatopatia crônica. Qual o diagnóstico mais provável?

a. Colangiocarcinoma.
b. Cirrose biliar primária.
c. Colangite esclerosante primária.
d. Síndrome de Alagille.
e. Colangite esclerosante secundária.

26. Paciente do sexo masculino, 50 anos, relata diminuição de força e fasciculações nos membros inferiores há 1 ano. E há cerca de 4 meses começou a sentir diminuição de força progressiva nos membros superiores. Não há sinais de envolvimento autonômico ou sensorial associado. RM do crânio demonstra alteração de sinal em grande parte do trajeto do trato córtico-espinhal caracterizada por hipersinal FLAIR e T1 MTC (transferência de magnetização), de aspecto bilateral e simétrico no compartimento supratentorial, sem restrição à difusão ou realce pós-contraste. Qual o diagnóstico?

a. Malformação de Chiari.
b. Esclerose múltipla.
c. Hérnia discal cervical.
d. Esclerose lateral amiotrófica.
e. Deficiência de vitamina B12.

27. Paciente do sexo masculino, 45 anos, refere lombalgia de caráter inflamatório, associada a dor e limitação funcional no ombro esquerdo. RM do ombro demonstra artrite acrômio-clavicular, entesite na origem clavicular do deltoide, tendinopatia e entesite do supra e infraespinhal. Observam-se, também, múltiplas erosões ósseas na cabeça umeral, a maior na porção lateral da tuberosidade maior. Qual o diagnóstico mais provável?

a. Artrite psoriática.
b. Artrite reumatoide.
c. Capsulite adesiva.
d. Espondilite anquilosante.
e. Sinovite granulomatosa.

28. Qual destas condições é causa de pulmão hipertransparente unilateral com diminuição do padrão vascular?

a. Pneumotórax.
b. Hipoplasia congênita da artéria pulmonar.
c. Síndrome de Swyer-James-MacLeod.
d. Enfisema lobar congênito.
e. Todas as opções.

29. Aneurismas do sistema porta são extremamente raros, representando cerca de 3% dos aneurismas do sistema venoso. Podem ter aspecto sacular, fusiforme ou diverticular. Embora sua etiologia seja incerta, qual dos fatores abaixo possui relação com estes aneurismas?

a. Hipertensão portal.
b. Pancreatite necrotizante.
c. Trauma abdominal.
d. Cirrose hepática.
e. Todos os fatores citados.

30. Sobre as formas de apresentação da neurossífilis, todas estão corretas, EXCETO:

a. Meníngea.
b. Intraventricular.
c. Meningovascular.
d. Parenquimatosa.
e. Gomatosa.

31. Paciente do sexo masculino, 11 anos, com história de nodulações indolores na mandíbula com início aos 4 anos de vida e aumento progressivo. Estudo radiográfico demonstra lesões ósseas líticas insuflativas bem delimitadas na maxila e mandíbula, com envolvimento bilateral e simétrico, que determinam afilamento cortical, com áreas radiotransparentes de aspecto multilocular e trabecular grosseiro, sem reação periosteal associada. Qual o diagnóstico mais provável?

a. Querubismo.
b. Tumores marrons.
c. Síndrome de Jaffe-Campanacci.
d. Cementoma gigantiforme familiar.
e. Ameloblastoma.

32. Qual o padrão de doença intersticial mais frequentemente encontrado na esclerodermia?

a. Pneumonia intersticial usual (PIU).
b. Pneumonia intersticial não-específica (PINE).
c. Pneumonia intersticial linfoide (PIL).
d. Pneumonia intersticial descamativa (PID).
e. Pneumonia em organização criptogênica (POC).

33. Em relação ao coriocarcinoma gestacional, qual das condições abaixo é considerada o principal fator predisponente?

a. Mola hidatiforme completa.
b. Tumor trofoblástico plancentário.
c. Gestação normal.
d. Aborto espontâneo.
e. Gravidez tubária.

34. Paciente de 60 anos realizou RM de crânio após traumatismo cranioencefálico que demonstrou diminutos focos arredondados de baixo sinal em T2* na transição córtico-subcortical do lobo frontal esquerdo, no corpo caloso, fórnice e na cápsula interna. Qual o diagnóstico mais provável?

a. Esclerose múltipla.
b. Lesão axonal traumática.
c. Cavernomas.
d. Angiopatia amiloide.
e. Encefalopatia hipertensiva crônica.

35. Paciente do sexo masculino, 40 anos, apresentando dor crônica na região anterior do tornozelo, com limitação da flexão dorsal. Estudo radiográfico demonstra grande número de corpos livres intra-articulares, com dimensões e formato semelhantes, alguns deles apresentando calcificações com aspecto de arcos e anéis. Qual o diagnóstico provável?

a. Condromatose sinovial secundária.
b. Condromatose sinovial primária.
c. Condrossarcoma.
d. Sinovite vilonodular pigmentada.
e. Osteocondrite dissecante.

36. Em relação às alterações relacionadas ao espectro de sequestro pulmonar, como pode ser classificada uma anomalia sistêmica arterial para um segmento pulmonar normal e que apresenta conexão brônquica normal para o segmento pulmonar afetado?

a. Pryce tipo I.
b. Pryce tipo II.
c. Pryce tipo III.
d. Pryce tipo IV.
e. Pryce tipo V.

37. Paciente do sexo feminino, 70 anos, procurou o serviço de urgência com quadro de distensão abdominal e dor no mesogástrio do tipo cólica, associada a náuseas e vômitos há 3 dias, sem febre. Radiografia do abdome demonstra dilatação de alças do delgado e presença de ar na topografia das vias biliares. Qual o diagnóstico provável?

a. Enterocolite necrotizante.
b. Colecistite aguda.
c. Íleo biliar.
d. Pancreatite.
e. Intussuscepção íleo-cecal.

38. Qual a lesão expansiva mais comum na cisterna do ângulo ponto-cerebelar?

a. Cisto epidermoide.
b. Meningioma.
c. Schwannoma vestíbulo-coclear.
d. Lipoma.
e. Tumor dermoide.

39. Paciente do sexo feminino, 13 anos, apresentando fraqueza progressiva e simétrica na musculatura das coxas, associada a rash cutâneo na face e nas mãos. Exame radiográfico demonstrou calcinose das partes moles de ambas as coxas. Estudo por RM apresentou edema simétrico nos grupamentos musculares da cintura pélvica e das coxas, associado a edema perimuscular e áreas reticuladas de alto e baixo sinal no tecido subcutâneo. Qual o diagnóstico provável?

a. Polimiosite.
b. Miosite por corpúsculos de inclusão.
c. Miopatia induzida por drogas.
d. Dermatomiosite juvenil.
e. Distrofia muscular de Duchenne.

40. Em relação às anomalias congênitas do arco aórtico, qual o trajeto mais comumente observado nos casos de artéria subclávia direita aberrante?

a. Retrocardíaco.
b. Entre o esôfago e a traqueia.
c. Anterior à traqueia.
d. Infracarinal.
e. Retroesofágico.

GABARITO

01. C
02. E
03. A
04. D
05. D
06. A
07. B
08. B
09. E
10. C
11. D
12. C
13. A
14. B
15. C
16. A
17. B
18. D
19. E
20. E
21. A
22. E
23. D
24. E
25. C
26. D
27. D
28. C
29. E
30. B
31. A
32. B
33. A
34. B
35. B
36. A
37. C
38. C
39. D
40. E

BIBLIOGRAFIA

ABDOME

- Almeida AT, Melão L, Viamonte B, et al. Epiploic appendagitis: an entity frequently unknow to clinicians--diagnostic imaging, pitfalls, and look-alikes. AJR Am J Roentgenol. 2009;193(5):1243-51.

- Bader TR, Beavers KL, Semelka RC, et al. MR Imaging features of primary sclerosing cholangitis: patterns of cirrhosis in relationship to clinical severity of disease. Radiology. 2003;226(3):675-85.

- Catalano OA, Choy G, Zhu A, et al. Differentiation of malignant thrombus from bland thrombus of the portal vein in patients with hepatocelular carcinoma: application of diffusion-weighted MR imaging. Radiology. 2010; 254(1):154-62.

- Dhanda S, Ramani S, Thakur M. Gestational trophoblastic disease: a multimodality imaging approach with impact on diagnosis and management. Radiol Res Pract. 2014;2014:842751.

- Frick MP, Maile CW, Crass JR,et al. Computed tomography of neutropenic colitis. AJR Am J Roentgenol. 1984;143(4):763-5.

- Green CL, Angtuaco TL, Shah HR, et al. Gestational trophoblastic disease: a spectrum of radiologic diagnosis. Radiographics. 1996;16:1371-84.

- Jacob CE, Lopasso FP, Zilberstein B, et al. Gastric volvulus – a review of 38 cases. Arq Bras Cir Dig. 2009;22(2):96-100.

- Jacob CE, Lopasso FP, Zilberstcin B, et al. Gastric volvulus – a review of 38 cases. Arq Bras Cir Dig. 2009;22(2):96-100.

- Kawashima A, Sandler CM, Corl FM, et al. Imaging of renal trauma: a comprehensive review. Radiographics. 2001;21(3):557-74.

- Lassandro F, Romano S, Ragozzino A, et al. Role of helical CT in diagnosis of gallstone ileus and related conditions. AJR Am J Roentgenol. 2005;185(5):1159-65.

- Lorenzato MM, Granzotto E, Barros ADB, et al. Venous aneurysm at the splenomesenteric confluence at the level of portal vein emergence: a case report. Radiol Bras. 2009;42(3):199-201.

- McEvoy SH, McCarthy CJ, Lavelle LP, et al. Hepatocellular carcinoma: illustrated guide to systematic radiologic diagnosis and staging according to guidelines of the American Association for the Study of Liver Diseases. Radiographics. 2013; 33(6):1653-68.

- Park SJ, Kim JK, Kim KW, et al. MDCT findings of renal trauma. AJR Am J Roentgenol. 2006;187(2):541-7.

- Peterson CM, Anderson JS, Hara AK, et al. Volvulus of the gastrointestinal tract: appearances at multimodality imaging. RadioGraphics. 2009;29:1281-93.

- Peterson CM, Anderson JS, Hara AK, et al. Volvulus of the gastrointestinal tract: appearances at multimodality imaging. RadioGraphics. 2009;29:1281-93.

- Portugal R, Nucci M. Typhlitis (neutropenic enterocolitis) in patients with acute leukemia: a review. Expert Review of Hematology. 2017;10(2):169-74.

- Rashid F, Thangarajah T, Mulvey D, et al. A review article on gastric volvulus: a challenge to diagnosis and management. International Journal of Surgery. 2010;8:18-24.

- Rashid F, Thangarajah T, Mulvey D, et al. A review article on gastric volvulus: a challenge to diagnosis and management. International Journal of Surgery. 2010;8:18-24.

- Seo N, Kim SY, Lee SS, et al. Sclerosing cholangitis: clinicopathologic features, imaging spectrum, and systemic approach to differential diagnosis. Korean Journal of Radiology. 2016;17(1):25-38.

- Shaaban AM, Rezvani M, Haroun RR, et al. Gestational trophoblastic disease: clinical and imaging features. Radiographics. 2017;37(2):681-700.

- Singh AK, Gervais DA, Hahn PF, et al. Acute epiploic appendagitis and its mimics. Radiographics. 2005;25(6):1521-34.

- Singh AK, Gervais DA, Hahn PF, et al. CT appearance of acute appendagitis. AJR Am J Roentgenol. 2004;183(5):1303-7.

- Singh AK, Shirkhoda A, Lal N, et al. Bouveret's syndrome: appearance on CT and upper gastrointestinal radiography before and after stone obturation. AJR Am J Roentgenol. 2003;181(3):828-30.

- Torres G, Hines GL, Monteleone F, et al. Splenic vein aneurysm: Is it a surgical indication? J Vasc Surg. 1999;29:719-21.

- Wolosker N, Zerati AE, Nishinari K, et al. Aneurysm of superior mesenteric vein: case report with 5-year follow-up and review of the literature. J Vasc Surg. 2004;39:459-61.

NEURORRADIOLOGIA

- Agosta F, Chiò A, Cosottin M, et al. The Present and the future of neuroimaging in amyotrophic lateral sclerosis. AJNR Am J Neuroradiol. 2010;31(10):1769-77.

- Belezia AB, Marussi VH, Yared J, et al. PET-CT imaging in a patient with progressive supranuclear palsy. Arq Neuropsiquiatr. 2015;73(4):364-5.

- Boeve BF. Progressive supranuclear palsy. Parkinsonism Relat Disord. 2012;18(1):S192-4.

- Brightbill TC, Ihmeidan IH, Post MJ, et al. Neurosyphilis in HIV-positive and HIV-negative patients: neuroimaging findings. AJNR American journal of neuroradiology. 1995;16(4):703-11.

- Brinar M, Rados M, Habek M, et al. Enlargement of the spinal cord: Inflammation or neoplasms? Clin Neurol Neurosurg. 2006;108:284-9.

- Carod-Artal FJ, Vargas AP, Horan TA, et al. Schistosoma mansoni myelopathy: clinical and pathologic findings. Neurology. 2004;63:388-91.

- Carod-Artal FJ. Neurological complications of Schistosoma infection. Trans Roy Soc Trop Med Hyg 2008;102:107-16.

- Carod-Artal FJ. Neuroschistosomiasis. Expert Rev Anti Infect Ther. 2010;8:1307-18.

- Ellis JA, Goldstein H, Connolly ES Jr, et al. Carotid-cavernous fistulas. Neurosurg Focus. 2012;32(5):E9.

- Fagundes-Pereyra WJ, Carvalho GT, Goes AM, et al. Central nervous system paracoccidioidomycosis: analysis of 13 cases. Arq Neuropsiquiatr. 2006;64(2A):269-76.

- Fattahi TT, Brandt MT, Jenkins WS, et al. Traumatic carotid-cavernous fistula: pathophysiology and treatment. J Craniofac Surg. 2003;14(2):240-6.

- Grimm S, Chamberlain MC. Adult primary spinal cord tumors. Expert Rev Neurother. 2009;9(10):1487-95.

- Guzmán-De-Villoria JA, Fernández-García P, Ferreiro-Argüelles C. Differential diagnosis of T2 hyperintense brainstem lesions: Part 1. Focal lesions. Semin Ultrasound CT MR. 2010;31:246-59.

- Guzmán-De-Villoria JA, Ferreiro-Argüelles C, Fernández-García P. Differential diagnosis of T2 hyperintense brainstem lesions: Part 2. Diffuse lesions. Semin Ultrasound CT MR. 2010;31:260-74.

- Jin J, Hu F, Zhang Q, et al. Hyperintensity of the corticospinal tract on FLAIR: a simple and sensitive objective upper motor neuron degeneration marker in clinically verified amyotrophic lateral sclerosis. J Neurol Sci. 2016;367:177-83.

- Jun L, Zhifeng K, Yongquan T. Diffuse axonal injury after traumatic cerebral microbleeds: an evaluation of imaging techniques. Neural Regeneration Res. 2014;9(12):1222-30.

- Kivekäs I, Vasama JP, Hakomäki J. Bilateral temporal bone otosyphilis. Otol Neurotol. 2014;35(2):e90-1.

-Koontz AN, Wiens AL, Agarwal A, et al. Schwannomatosis: a neurofibromatose overlooked? AJR Am J Roentgenol. 2013;200:W646-W653.

- Lázaro BC, Landeiro JA. Tectal plate tumors. Arq Neuropsiquiatr. 2006;64:432-6.

- Lin EP, Crane BT. The management and imaging of vestibular schwannomas. AJNR Am J Neuroradiol. 2017;38(11):2034-43.

- Long L, Cai XD, Wei XB, et al. Progressive supranuclear palsy: what do we know about it? Curr Med Chem. 2015;22(10):1182-93.

- Massey LA, Jäger HR, Paviour DC, et al. The midbrain to pons ratio: a simple and specific MRI sign of progressive supranuclear palsy. Neurology. 2013;80(20):1856-61.

- Mechtler LL, Nandigam K. Spinal cord tumors: new views and future directions. Neurol Clin. 2013;31(1):241-68.

- Oba H, Yagishita A, Terada H, et al. New and reliable MRI diagnosis for progressive supranuclear palsy. Neurology. 2005;64(12):2050-5.

- Ringer AJ, Salud L, Tomsick TA. Carotid cavernous fistulas: anatomy, classification, and treatment. Neurosur Clin N Am. 2005;16(2):279-95.

- Rosa Júnior M, Amorim AC, Baldon IV, et al. Paracoccidioidomycosis of the central nervous system: CT and MR Imaging Findings. AJNR Am J Neuroradiol. 2019;40(10):1681-8.

- Rosa Júnior M, Baldon IV, Amorim AFC, et al. Imaging paracoccidioidomycosis: A pictorial review from head to toe. Eur J Radiol. 2018;103:147-62.

- Scheid R, Preul C, Gruber O, et al. Diffuse axonal injury associated with chronic traumatic brain injury: evidence from T2*-weighted gradient-echo imaging at 3T. AJNR Am J Neuroradiol. 2003;24(6):1049-56.

- Silva CEAP, Cordeiro AF, Gollner AM, et al. Paracoccidioidomicose do sistema nervoso central: relato de caso. Arq Neuropsiquiatr. 2000;58:741-7.

- Silva LCS, Maciel PE, Ribas JCR, et al. Mielorradiculopatia esquistossomótica. Rev Soc Bras Med Trop. 2004;37(3):261-72.

- Skolnik AD, Loevner LA, Sampathu DM, et Al. Cranial nerve schwannomas: diagnostic imaging approach. RadioGraphics. 2016;36:1463-77.

- Theodorou D, Theodorou SJ, Sartoris D. An imaging overview of primary tumors of the spine: Part 2. Malignant tumors. Clinical imaging. 2008;32:204-11.

- Vieira RCA, Paiva W.S, Oliveira DV, et al. Diffuse axonal injury: epidemiology, outcome and associated risk factors. Front Neurol. 2016;7:178.

- Wang S, Melhem E.R, Poptani H, et al. Neuroimaging in amyotrophic lateral sclerosis. Neurotherapeutics. 2011;8(1):63-71.

OSTEOARTICULAR

- Antunes C, Graça B, Donato P. Thoracic, abdominal and musculoskeletal involvement in Erdheim-Chester disease: CT, MR and PET imaging findings. Insights Imaging. 2014;5:473-82.

- Baker JC, Demertzis JL, Rhodes NG, et al. Diabetic musculoskeletal complications and their imaging mimics. Radiographics. 2012;32(7):1959-74.

- Beaman FD, Bancroft LW, Peterson JJ, et al. Imaging characteristics of cherubism. AJR Am J Roentgenol. 2004;182:1051-4.

- Bennett DL, Ohashi K, El-khoury GY. Spondyloarthropathies: ankylosing spondylitis and psoriatic arthritis. Radiol Clin North Am. 2004;42(1):121-34.

- Carvalho TN, Araújo Júnior CR, Costa MAB. Querubismo: relato de caso e revisão da literatura com aspectos imaginológicos. Radiol Bras. 2004;37(3):215-7.

- Collins MT, Singer FR, Eugster E. McCune-Albright syndrome and the extraskeletal manifestations of fibrous dysplasia. Orphanet Journal of Rare Diseases. 2012;7(1):1-14.

- Coll JP, Ragsdale BD, Chow B, et al. Best cases from the AFIP: Lipoma arborescens of the knees in a patient with rheumatoid arthritis. Radiographics. 2011;31:333-7.

- Defilippi C, Chiappetta D, Marzari D, et al. Image diagnosis in McCune-Albright syndrome. J Pediatr Endocrinol Metab. 2006;19(Suppl 2):561-70.

- de Mello RAF, Rondina RG, Valim V, et al. Isolated atrophy of the abductor digiti quinti in patients with rheumatoid arthritis. Skeletal Radiol. 2017;46:1715-20.

- Dion E, Graef C, Miquel A, et al. Bone involvement in Erdheim-Chester disease: Imaging findings including periostitis and partial epiphyseal involvement. Radiology. 2006;238:632-9.

- Donovan A, Rosenberg ZS, Cavalcanti CF. MR imaging of entrapment neuropathies of the lower extremity. Part 2. The knee, leg, ankle, and foot. Radiographics. 2010;30(4):1001-19.

- Donovan A, Schweitzer ME. Use of MR imaging in diagnosing diabetes-related pedal osteomyelitis. Radiographics. 2010;30(3):723-36.

- Eksioglu E, Bal A, Gulec B, et al. Assessment of shoulder involvement and disability in patients with ankylosing spondylitis. Rheumatol Int. 2006;27(2):169-73.

- Fleming KW, Barest G, Sakai O. Dental and facial bone abnormalities in pyknodysostosis: CT findings. AJNR Am J Neuroradiol. 2007;28(1):132-4.

- Gelb BD, Shi GP, Champman HA, et al. Pycnodysostosis, a lysosomal disease caused by cathepsin K deficiency. Science. 1996;273(5279):1236-8.

- Guimarães JB, Nico MA, Omond AG, et al. Diagnostic imaging of inflammatory myopathies: new concepts and a radiological approach. Curr Rheumatol Rep. 2019;21:8.

- Kumar P, Singh A, Gamanagatti S, et al. Imaging findings in Erdheim-Chester disease: what every radiologist needs to know. Pol J Radiol. 2018;83:e54-e62.

- Ladd PE, Emery KH, Salisbury SR, et al. Juvenile dermatomyositis: correlation of MRI at presentation with clinical outcome. AJR Am J Roentgenol. 2011;191(1):w153-8.

- Lambert RG, Dhillon SS, Jhangri GS, et al. High prevalence of symptomatic enthesopathy of the shoulder in ankylosing spondylitis: deltoid origin involvement constitutes a hallmark of disease. Arthritis Rheum. 2004;51(5):681-90.

- Lew PP, Ngai SS, Hamidi R, et al. Imaging of disorders affecting the bone and skin. Radiographics. 2014;34:197-216.

- McCarthy, C., Anderson, W.J., Vlychou, M. et al. Primary synovial chondromatosis: a reassessment of malignant potential in 155 cases. Skeletal Radiol. 2016;45:755-62.

- Murphey MD, Vidal JA, Fanburg-Smith JC, Gajewski DA. Imaging of synovial chondromatosis with radiologic-pathologic correlation. Radiographics. 2007;27(5):1465-88.

- Neto NSR, Goldenstein-Schainberg C. Dermatomiosite juvenil: revisão e atualização em patogênese e tratamento. Rev Bras Reumatol. 2010;50(3):299-312.

- Recht MP, Grooff P, Ilaslan H, et al. Selective atrophy of the abductor digiti quinti: an MRI study. AJR Am J Roentgenol. 2007; 189b(3):W123-7.

- Ryu KN, Jaovisidha S, Schweitzer M, et al. MR imaging of lipoma arborescens of the knee joint. AJR. 1996;167:1229-32.

- Spranger JW, Brill PW, Poznanski AK. Bone dysplasias, an atlas of genetic disorders of skeletal development. Oxford, England: Oxford University Press, 613 pp., 2002.

- Tan PL, Teh J. MRI of the diabetic foot: differentiation of infection from neuropathic change. Br J Radiol. 2007;80(959):939-48.

- Vilanova JC, Barceló J, Villalón M, et al. MR imaging of lipoma arborescens and the associated lesions. Skeletal Radiol. 2003;32(9):504-9.

- Wagel J, Luczak K, Hendrich B, et al. Clinical and radiological features of nonfamilial cherubism: A case report. Pol J Radiol. 2012;77(3):53-7.

- Wittkop B, Davies A, Mangham D. Primary synovial chondromatosis and synovial chondrosarcoma: a pictorial review. Eur Radiol. 2002;12:2112-9.

TÓRAX

- Bruzzi JF, Komaki R, Walsh GL, et al. Imaging of non-small cell lung cancer of the superior sulcus: part 1: anatomy, clinical manifestations, and management. Radiographics. 2008;28(2):551-60.

-Charest M, Armanious S. Prognostic implication of the lymphangitic carcinomatosis pattern on perfusion lung scan. Can Assoc Radiol J. 2012;63(4):294-303.

- Chen N, Zhou M, Dong X, et al. Epidemiological and clinical characteristics of 99 cases of 2019 novel coronavirus pneumonia in Wuhan, China: a descriptive study. Lancet. 2020;395(10223):507-5013.

- Clements BS, Warner JO. Pulmonary sequestration and related congenital bronchopulmonary-vascular malformations nomenclature and classification based on anatomical and embryological considerations. Thorax. 1987;42:401-8.

- Criado E, SáNchez M, RamíRez J, et al. Pulmonary sarcoidosis: typical and atypical manifestations at high-resolution CT with pathologic correlation. Radiographics. 2010;30(6):1567-86.

- Dirweesh A, Alvarez C, Khan M, et al. A unilateral hyperlucent lung - Swyer-James syndrome: A case report and literature review. Respir Med Case Rep. 2017;20:104-106.

- Donnelly LF, Fleck RJ, Pacharn P, et al. Aberrant subclavian arteries: cross-sectional imaging findings in infants and children referred for evaluation of extrinsic airway compression. AJR Am J Roentgenol. 2002;178(5):1269-74.

-Edson M, Klaus LI, Souza Jr, Soares A. Neoplasias pulmonares difusas: correlação da tomografia computadorizada de alta resolução com a anatomopatologia. Radiologia Brasileira. 2020;35(4):225-33.

- Foust AM, Phillips GS, Chu WC, et al. International Expert Consensus Statement on Chest Imaging in Pediatric COVID-19 Patient Management: Imaging Findings, Imaging Study Reporting and Imaging Study Recommendations. Radiology: Cardiothoracic Imaging. 2020;2(2).

- Franquet T, Müller NL, Giménez A, etVal. Spectrum of pulmonary aspergillosis: histologic, clinical, and radiologic findings. Radiographics. 21(4):825-37.

- Godoy MC, Viswanathan C, Marchiori E, et al. The reversed halo sign: update and differential diagnosis. Br J Radiol. 2012;85(1017):1226-35.

- Hochhegger B, Marchiori E, Zanon M, et al. Imaging in idiopathic pulmonary fibrosis: diagnosis and mimics. Clinics (São Paulo). 2019;74:e225.

- Irodi A, Prabhu SM, John RA, Leena RV. Congenital bronchopulmonary vascular malformations; malinosculation; systematic classification. Indian J Radiol Imaging. 2015 Jan-Mar; 25 (1): 35-43.

- Ka-tak W, Lam WW, Yu SC. MDCT of an aberrant right subclavian artery and of bilateral vertebral arteries with anomalous origins. AJR Am J Roentgenol. 2007;188(3):W274-5.

- Kusmirek JE, Martin MD, Kanne JP. Imaging of idiopathic pulmonary fibrosis. Radiol Clin North Am. 2016;54(6):997-1014.

- Leão RC, Marchiori E, Rodrigues R, et al. Tomografia computadorizada na avaliação da aspergilose pulmonar angioinvasiva em pacientes com leucemia aguda. Radiol Bras. 2006;39(5):327-31.

- Li X, Fang X, Bian Y, et al. Comparison of chest CT findings between COVID-19 pneumonia and other types of viral pneumonia: a two-center retrospective study [published online ahead of print, 2020 May 12]. Eur Radiol. 2020;1-9.

- Machado D, Lima F, Marques C, et al. Swyer-James-Macleod syndrome as a rare cause of unilateral hyperlucent lung: Three case reports. Medicine (Baltimore). 2019;98(6):e14269.

- Marchiori E, Dantas MCH, Nobre LF. Silicose: correlação da tomografia computadorizada de alta resolução com anatomopatologia. Radiologia Brasileira. 2001;34(1):1-6.

- Marulli G, Battistella L, Mammana M, et al. Superior sulcus tumors (Pancoast tumors). Annals of Translational Medicine. 2016;4(12):239.

- Meirelles GSP, Kayakama JI, Rodrigues RT. Imagem nas doenças ocupacionais pulmonares. Jornal Brasileiro de Pneumologia, 2006; 32(Supl 2):S103-S11.

- Miller BH, Rosado-de-christenson ML, Mcadams HP, et al. Thoracic sarcoidosis: radiologic-pathologic correlation. Radiographics. 1995;15(2):421-37.

- Moore AD, Godwin JD, Dietrich PA, et al. Swyer-James syndrome: CT findings in eight patients. AJR Am J Roentgenol. 1992;158:1211-5.

- Nóbrega BB, Meirelles GSP, Szarf G, et al. Sarcoidose pulmonar: achados na tomografia computadorizada de alta resolução. Jornal Brasileiro de Pneumologia. 2005;31(3):254-60.

- Panagopoulos N, Leivaditis V, Koletsis E, et al. Pancoast tumors: characteristics and preoperative assessment. Journal of Thoracic Disease. 2014;6(Suppl 1):S108-S115.

-Prakash P, Kalra MK, Sharma A, et al. FDG PET/CT in assessment of pulmonary lymphangitic carcinomatosis. AJR Am J Roentgenol. 2010;194(1):231-6.

- Prasad A, et al. Pulmonary aspergillosis: what CT can offer before it is too late!. Journal of clinical and diagnostic research: JCDR. 2016;10.4:TE01.

- Pryce DM. Lower accessory pulmonary artery with intralobar sequestration of lung; a report of seven cases. J Pathol Bacteriol. 1946; 58:457-67.

- Roofthooft MT, van Meer H, Rietman WG, et al. Down syndrome and aberrant right subclavian artery. Eur J Pediatr. 2008;167(9):1033-6.

- Sade RM, Clouse M, Ellis FH. The spectrum of pulmonary sequestration. Ann Thorac Surg. 1974;18:644-58.

- Scala C, Leone Roberti Maggiore U, Candiani M, et al. Aberrant right subclavian artery in fetuses with Down syndrome: a systematic review and meta-analysis. Ultrasound Obstet Gynecol. 2015;46(3):266-76.

- Sen HS, Taylan M, Abakay O, et al. Adult diagnosis of Swyer-James-Macleod syndrome: retrospective analysis of four cases. Respir Care. 2014;59(4):e51-e54.

- Soo E, Adamali H, Edey AJ. Idiopathic pulmonary fibrosis: current and future directions. Clinical radiology. 2017;72:343-55.

- Terra Filho M, Santos UP. Silicose. Jornal Brasileiro de Pneumologia. 2006;32(Supl 1):S41-S7.

ÍNDICE DE CASOS

NOTAS – CAPÍTULO 1 – ABDOME

NOTAS – CAPÍTULO 3 – OSTEOARTICULAR

NOTAS – CAPÍTULO 4 – TÓRAX

sobre o autor

Ricardo Mello é professor doutor, médico, com especialização em Radiologia e Diagnóstico por Imagem e *fellowship* em Radiologia Osteoarticular na Universidade da Califórnia - San Diego. Possui Mestrado e Doutorado em Radiologia pela Universidade Federal do Rio de Janeiro e pós-doutorado na Universidade da Califórnia - San Diego.

Atualmente, é Professor de Radiologia da Universidade Federal do Espírito Santo, atuando como docente na graduação do curso de Medicina, na pós-graduação da residência médica em Radiologia e no Mestrado Profissional em Medicina.

Outros livros do autor:

Radiologia Caso a Caso 2013

Radiologia Caso a Caso 2015

Perguntas e Respostas Comentadas em Radiologia e Diagnóstico Por Imagem

Tomografia computadorizada helicoidal. In: Marcelo Souto Nacif, Edvaldo Severo dos Santos. Manual de Técnicas em Tomografia Computadorizada.

www.ingramcontent.com/pod-product-compliance
Lightning Source LLC
LaVergne TN
LVHW080051210726
843507LV00017B/1079